Detox de Azúcar & Dieta de hígado graso En Español

© Derechos de Autor 2018 por Charlie Mason – Todos los Derechos Reservados.

El siguiente libro se reproduce a continuación con el objetivo de proporcionar información lo más precisa y confiable posible. En cualquier caso, la compra de este libro puede considerarse como un consentimiento al hecho de que tanto el editor como el autor de este libro no son expertos en los temas tratados y que las recomendaciones o sugerencias que se hacen en este documento son solo para fines de entretenimiento. Los profesionales deben ser consultados según sea necesario antes de emprender cualquiera de las acciones aquí mencionadas.

Esta declaración se considera justa y válida tanto por Colegio de Abogados de América como por el Comité de la Asociación de Editores y es legalmente vinculante en todos los Estados Unidos.

Además, la transmisión, duplicación o reproducción de cualquiera de los siguientes trabajos, incluida información específica, se considerará un acto ilegal independientemente de si se realiza de forma electrónica o impresa. Esto se extiende a la creación de una copia secundaria o terciaria del trabajo o una copia grabada y solo se permite con el consentimiento expreso por escrito del Editor. Todos los derechos adicionales reservados.

La información en las siguientes páginas se considera, en términos generales, como una descripción veraz y precisa de los hechos y, como tal, cualquier falta de atención, uso o mal uso de la información en cuestión por parte del lector hará que las acciones resultantes sean únicamente de su competencia. No hay escenarios en los que el editor o el autor original de este trabajo puedan ser considerados responsables de cualquier dificultad o daño que pueda ocurrirles después de realizar la información aquí descrita.

Además, la información en las siguientes páginas está destinada únicamente a fines informativos y, por lo tanto, debe considerarse como universal. Como corresponde a su naturaleza, se presenta sin garantía con respecto a su validez prolongada o calidad provisional. Las marcas comerciales que se mencionan se realizan sin consentimiento por escrito y de ninguna manera pueden considerarse un respaldo del titular de la marca comercial.

Tabla de Contenido

Detox de Azúcar En español 5

Dieta de hígado graso en español 64

Detox de Azúcar En español/ Sugar Detox In Spanish

Guía para eliminar los antojos por azúcar (y carbohidratos)

Introducción

Felicitaciones por comprar *Detox de Azúcar*, y gracias por hacerlo.

Cuando escuche la palabra Detox o desintoxicación, puede suponer automáticamente que esto significa que pasará semanas en un plan de dieta que casi no contiene calorías, tal vez incluso beber la mayor parte de su nutrición, con la esperanza de limpiar el cuerpo y perder peso. Si bien hay desintoxicaciones como esta, hay otras que tratan más sobre la reducción de productos químicos nocivos y fuentes de alimentos de su dieta para que pueda limpiar el cuerpo y sentirse más saludable y con más energía en poco tiempo. Así es como funciona la desintoxicación de azúcar.

El azúcar está a nuestro alrededor. No podemos entrar a la tienda de comestibles sin un millón de señales sobre el producto horneado más nuevo que existe. Lo vemos en comerciales, lo encontramos en nuestros bocadillos e incluso lo descubrimos escondido en nuestros productos enlatados. Está oculto en algunos de los alimentos que generalmente consideramos saludables.

Lo que lo empeora es que también hay una tonelada de carbohidratos refinados que pueden ser igual de malos. Estos son el pan blanco, la pasta blanca y las harinas blancas que componen muchos productos horneados. Estos pueden aparecer de manera diferente en la etiqueta, pero una vez que el cuerpo los absorbe, se convierten en más azúcares, lo que empeora el problema.

Comer demasiada azúcar en su dieta puede causar una gran cantidad de problemas de salud. Puede hacerle sentir enfermo, arruinar su sistema inmunológico, aumentar los kilos e incluso agregar más inflamación al cuerpo. Además, cuanto más azúcar coma, peor será el problema. Esto se convierte en un círculo vicioso de anhelar siempre más azúcar y no poder obtener suficiente. Salir de este ciclo puede ser realmente difícil de lograr.

Una desintoxicación de azúcar tiene como objetivo ayudar a romper este ciclo. Le ayuda a eliminar los azúcares que consume, incluso sacando frutas en algunos casos, para ayudarlo a tener una mejor salud. Puede haber un colapso y habrá momentos difíciles, pero pasar por esta desintoxicación de azúcar será una de las mejores cosas que puede hacer por su salud en general.

Esta guía pasará algún tiempo hablando sobre cómo comenzar con una desintoxicación de azúcar, algunos de los pasos que debe seguir, la importancia de comer los alimentos correctos para ayudar a fortalecer su sistema inmunológico y combatir la inflamación, y algunas de las cosas que puede hacer para ayudar a mantenerse en una desintoxicación de azúcar a largo plazo.

No importa con qué condición de salud esté lidiando, o si solo quiere finalmente superar una adicción al azúcar que le ha estado molestando durante algún tiempo, hacer una desintoxicación de azúcar es la mejor manera de ayudarlo. Esta guía le dará los consejos y sugerencias que necesita para comenzar.

Hay muchos libros sobre este tema en el mercado, ¡gracias de nuevo por elegir este! Se hizo todo lo posible para garantizar que esté lleno de tanta información útil como sea posible. ¡Por favor, disfrute!

Capítulo 1: Los Fundamentos de la Detox

Para simplificar las cosas, una desintoxicación es un proceso que una persona lleva a cabo para realizar varios cambios en el estilo de vida para ayudar a limpiar su cuerpo de las toxinas que están dentro. A veces, se desintoxicará para prepararse para un plan de dieta intenso, y otras veces, solo querrá crear más claridad mental y energía en el cuerpo. Estos cambios en el estilo de vida a menudo incluyen abstenerse de ciertas cosas que se consideran dañinas para ayudar a optimizar los procesos del cuerpo. Algunos de estos cambios serán temporales, mientras que otros serán más permanentes.

¿Qué son las toxinas?

Antes de continuar, es importante analizar las toxinas y lo que significan antes de hacer una desintoxicación. Las toxinas son cualquier sustancia que se considere venenosa o que pueda causar efectos negativos para la salud debido a su presencia. Las toxinas pueden referirse a ingredientes artificiales de alimentos, contaminantes, productos químicos, metales, pesticidas, venenos e incluso azúcares que podrían causar algún daño al cuerpo.

La toxina es un término muy amplio y hay muchas cosas que pueden incluirse en él. Recuerde que estamos en contacto constante con contaminantes y organismos nocivos. Estos aparecen en nuestro aire, nuestra comida y nuestra agua, y es prácticamente imposible escapar de ellos. A menudo, las toxinas que estamos tratando de eliminar en nuestros cuerpos son las que se acumulan con los años.

No hay mucho que pueda hacer para ayudar a proteger el cuerpo de las toxinas que se encuentran en el medio ambiente. Sin embargo, hay formas de deshacerse de las toxinas que provienen de los alimentos que consume. Una desintoxicación lo ayuda a cambiar algunas partes de su estilo de vida para que pueda limpiar el cuerpo y mantenerse lo más saludable posible.

En algunos casos, el cuerpo puede desintoxicarse, si le da un tiempo. Por ejemplo, algunas personas optarán por una dieta sin azúcar. Se abstendrán de azúcar tanto como sea posible. Durante ese tiempo, el cuerpo trabajará para eliminar el azúcar extra que está allí y reparar el daño. A veces hay que darle tiempo al cuerpo para que haga el trabajo, pero simplemente eliminando la toxina de su vida, puede ver mejoras.

Una desintoxicación puede ayudarlo a reducir estas toxinas del cuerpo. Al comer los alimentos correctos y asegurarse de hacer algunos cambios en su dieta, verá algunos resultados sorprendentes. Las toxinas dejarán el cuerpo, tendrá más energía y algunas condiciones de salud se solucionarán con solo unas pocas semanas en el plan de desintoxicación adecuado.

Los Beneficios de Hacer una Desintoxicación

En este punto, puede preguntarse por qué elegiría seguir un plan de desintoxicación, para empezar. ¿No son estas modas pasajeras, cosas que no durarán nada y que le harán sentirse agotado y sin resultados reales a largo plazo? En realidad, hay muchos beneficios de hacer una desintoxicación, y es algo que todos deberían considerar. Algunos de los mejores beneficios de elegir un plan de desintoxicación incluyen los siguientes:

- Le da más energía a su cuerpo: cuando elimina esas toxinas del cuerpo, se sentirá más vivo y enérgico. Mientras se desintoxica, también está deteniendo la entrada de grasas saturadas, grasas trans, cafeína y azúcar, y luego reemplazándolas con alimentos más naturales, como frutas y vegetales. Puede disfrutar de esa explosión de energía natural sin ninguno de los choques que normalmente ocurren.

- Elimine el desperdicio adicional: la razón principal por la que las personas se van a desintoxicar es para permitirle al cuerpo un tiempo para deshacerse de cualquier desperdicio adicional que esté almacenando. Estos programas están destinados a estimular el cuerpo a limpiarse, incluidos los dos puntos: riñones e hígado. La mayoría de las enfermedades en las que corre riesgo serán causadas por el almacenamiento de desechos en el cuerpo, por lo que esta desintoxicación es muy importante.

- Le ayuda a perder peso: Sí, con la desintoxicación perderá peso a corto plazo. Tendrá que mantener un estilo de vida saludable y hábitos alimenticios para ver cómo funciona la pérdida de peso, pero eso es cierto para cualquier tipo de plan. Si observa este programa de desintoxicación como un método con el que puede establecer hábitos alimenticios a largo plazo y como una forma de deshacerse de los hábitos que no son saludables, entonces es algo bueno. Si solo va a la desintoxicación como una forma de perder peso rápidamente, entonces recuperará el peso.

- Sistema inmunológico más fuerte: aquellos que eligen ir a una desintoxicación verán que su sistema inmunológico es más fuerte. Cuando elimina algunas de las cosas malas, el estómago puede manejar mejor los nutrientes que ingiere, incluida la Vitamina C. Un buen programa de desintoxicación tendrá una ingesta recomendada de hierbas que pueden ayudar al sistema linfático. Este es un jugador importante para garantizar que se mantenga saludable a largo plazo.

- Piel mejorada: su piel es un órgano enorme, el más grande que tiene. Dado que un buen programa de desintoxicación puede mejorar su salud general, tiene sentido que la piel se beneficie más.

- Mejor respiración: algunas personas afirman que ir a una desintoxicación es una buena manera de ayudarles a respirar mejor. Si ha estado sufriendo problemas de mal aliento y nada parece funcionar, entonces puede ser hora de probar una desintoxicación y ver qué puede hacer por usted.

- Promueve algunos cambios saludables: la cantidad de tiempo que está en una desintoxicación puede variar, pero los cambios que puede hacer en su estilo de vida son realmente a largo plazo. Si lo usa correctamente, esta desintoxicación puede ser una puerta de entrada para que su vida sea más saludable.

- Pensamiento más claro: la desintoxicación no solo ayuda a su cuerpo, sino que puede fortalecer su mente. Con todas esas toxinas desaparecidas y reemplazadas con nutrientes más saludables, el cerebro puede funcionar de una manera que había olvidado que era posible.

- Cabello más saludable: todas las hierbas, minerales y vitaminas que tomará durante la desintoxicación realmente pueden ayudar a que su cabello brille como nunca antes.

- Sentirse más ligero: muchas personas afirman que cuando se van a desintoxicar, comienzan a sentirse más ligeras. Todo ese azúcar y grasa pueden hacer que su cuerpo se sienta pesado, pero cuando lo expulsa a través de una desintoxicación, naturalmente se sentirá más ligero.

Diferentes Tipos de Desintoxicación

Puede que se sorprenda de todos los diferentes tipos de desintoxicaciones que existen. Puede ir a una desintoxicación para casi todo lo que desee, dependiendo de qué parte de su cuerpo desea mejorar o de qué toxina desea deshacerse. Algunas de las diferentes opciones que puede elegir para una desintoxicación incluyen:

- Limpieza de colon: si bien el colon tiene un trabajo importante que hacer, a veces puede necesitar un poco de ayuda para hacer el trabajo. A veces usará agua, fibra y un suplemento para ayudar.

- Limpieza del hígado: muchas veces la limpieza del hígado se hará comiendo ciertos tipos de alimentos o tomando un suplemento. Sin embargo, si usa un suplemento que se supone que ayuda con esto, debe tener cuidado. Algunos estudios muestran que estos suplementos realmente no funcionan como se anuncian y que podrían terminar causando daño al cuerpo.

- La limpieza maestra: esta es una idea que ha existido por algún tiempo, pero muchas celebridades la están haciendo popular ahora. Para hacer este tipo de limpieza, va a beber una mezcla de pimienta de cayena, jarabe de arce y agua de limón. Luego lo tomaría junto con un té de desintoxicación a base de hierbas. Haga esto diariamente por un mínimo de diez días y no haga más nada. Funciona a corto plazo para ayudarlo a perder peso, pero no es una desintoxicación divertida y puede volverlo irritable.

- El batido verde limpia: las imágenes de batidos verdes parecen aparecer de vez en cuando a medida que las personas deciden que es hora de probar una de estas limpiezas. Dependiendo de cómo vayan, algunas personas pueden bajar hasta 15 libras simplemente bebiendo batidos que están hechos de vegetales y frutas. Hacen esto por diez días. Esto podría causar problemas porque está perdiendo nutrientes como proteínas, pero hacerlo durante un día o dos para reiniciar el sistema puede estar bien.

- Limpieza con jugos: esta es una buena manera de ayudarlo a obtener muchos minerales y vitaminas de sus productos, sin tener que sentarse y masticarlos todo el día. Hay muchas de estas limpiezas, pero tienen la ventaja de una sobredosis con muchas vitaminas y minerales. Estos a menudo contienen mucho azúcar, a menos que realmente enfatice en los vegetales y deje afuera la mayoría de las frutas.

- Limpieza de desintoxicación: la desintoxicación, o el proceso de eliminación de toxinas no saludables del cuerpo, es una de las principales razones por las que las personas realizan una limpieza. La sobrecarga tóxica puede hacer que se sienta lento, puede provocar mucho acné y puede causar muchas reacciones alérgicas. Hacer una desintoxicación puede ayudar al cuerpo a deshacerse naturalmente de las toxinas y sentirse mejor.

- Limpieza del cuerpo completo Dherbs: Dherbs es una compañía que fabrica una línea de suplementos patentados que están destinados a ayudar con una variedad de problemas de salud y enfermedades. La limpieza de todo el cuerpo le dará suplementos líquidos o píldoras que usará todos los días durante 20 días, y usará una dieta de alimentos crudos que sugieren. Esta puede ser una forma de perder mucho peso, pero la información es bastante escasa. Por lo tanto, es mejor ir con precaución.

- La desintoxicación de azúcar: muchas personas consumen demasiados carbohidratos y azúcares en su día. Cuando el azúcar no está siendo utilizada por el cuerpo, se quedará y causará problemas a los órganos, diabetes, afecciones cardíacas y más. Una desintoxicación de azúcar tiene como objetivo reducir los carbohidratos refinados y los azúcares de la dieta y reemplazarlos con alternativas de comidas más saludables.

Estas son solo algunas de las opciones de desintoxicación que puede elegir. Todas están destinadas a ayudar a limpiar el cuerpo y hacerle sentir más enérgico y prevenir un montón de condiciones de salud al mismo tiempo.

Una Limpieza Versus Una Desintoxicación

Cuando busca métodos para ayudar a mejorar su salud o para ayudarlo a perder peso rápidamente, dos palabras que escuchará a menudo incluyen limpieza y desintoxicación. Mucha gente supone que estos dos son lo mismo, pero hay algunas diferencias.

Puede usar ambos para ayudar a limpiar el cuerpo y ayudarlo a perder peso. Pero hay algunas diferencias clave que vienen con una dieta de desintoxicación y una limpieza. Primero, veamos una desintoxicación. Suponiendo que algún día no cae en un pantano radiactivo, su cuerpo está realmente equipado para ayudarle a lidiar con la mayoría de las toxinas que encuentra. Cuando inhala, absorbe o ingiere toxinas, los riñones y el hígado trabajarán para ayudar a eliminar estas toxinas. Esto es algo que el cuerpo ha estado haciendo mucho antes de que las desintoxicaciones y las limpiezas fueran importantes.

Sin embargo, si termina golpeando su cuerpo con toxinas ambientales comunes y escatimando la hidratación y los nutrientes adecuados, el sistema de desintoxicación natural del cuerpo estará en problemas. Su cuerpo quiere deshacerse naturalmente de todas esas toxinas y otras cosas no saludables. Pero luego, si sigue comiendo mucha basura, es difícil sacar la basura original. Básicamente, solo está obstruyendo el drenaje en esta situación. Con el tiempo, si no soluciona este problema, puede poner sus riñones e hígado bajo mucha presión, y aquí es donde entra en juego el proceso de limpieza.

Para ayudar al cuerpo a volver a su proceso de desintoxicación natural, deberá eliminar algunas de las toxinas. Una de las mejores maneras de hacer esto es reducir o eliminar parte de la basura que normalmente come y reemplazarla con una gran cantidad de alimentos saludables. Esto ayuda a inundar el cuerpo con muchos nutrientes que pueden ayudarlo a hacer su trabajo más rápido.

Hay muchas desintoxicaciones diferentes disponibles, incluidas las que discutimos anteriormente, pero el punto es ayudarlo a dejar de tomar algunas de las diferentes toxinas, como el alcohol, los azúcares y los carbohidratos refinados de su dieta. También se centran en comer muchos alimentos saludables, especialmente frutas y vegetales frescos, por lo que el cuerpo tiene suficientes nutrientes para terminar de eliminar las cosas malas.

Capítulo 2: Cómo Comenzar una Detox

Comenzar con una desintoxicación no tiene que ser difícil. De hecho, cuanto más natural lo haga, sin sacudir completamente su sistema (al menos durante más de unos días), más fácil será para su cuerpo. Tener un plan, a menudo puede facilitar todo el proceso. Veamos algunos de los pasos que puede seguir, sin importar qué tipo de desintoxicación decida seguir.

Tome Medidas de Sí Mismo

Antes de comenzar con el programa de desintoxicación, realice algunas mediciones. Está bien tomar su peso, pero también hay otras cosas que desea medir para ayudarlo a ver cuán efectiva puede ser la desintoxicación. Puede registrar estas respuestas en un cuaderno de su elección o registrarlas en su computadora para ayudarlo a obtener un buen punto de partida.

Comience pesándose. Haga esto de inmediato en la mañana, cuando haya tenido tiempo de ayunar porque estaba dormido. Haga esto sin ropa y después de ir al baño para obtener los mejores resultados. Luego puede medir sus caderas y su cintura. Usando una cinta métrica, encuentre el punto más ancho alrededor del ombligo para obtener la cintura.

Puede elegir si quiere medir algo más. Algunas personas incluyen esta desintoxicación con un nuevo programa de ejercicios, y también quieren ver los resultados. Pueden medir el tamaño del busto, brazos, piernas y más para ayudarlos a ver los resultados.

Luego, cuando se realiza la desintoxicación, o a intervalos regulares, si esta desintoxicación se convertirá en una parte más permanente de su estilo de vida (que a menudo es lo que sucede con una desintoxicación de azúcar), asegúrese de tomar medidas nuevamente. Esto le ayuda a ver su progreso y ver cuán grande puede ser esta desintoxicación.

Fuera lo Malo

Cuando esté listo para comenzar una desintoxicación, es hora de deshacerse de todo lo malo que hay en su dieta. Deshágase de la comida chatarra que se esconde en su refrigerador y gabinetes. Cualquier cosa que contenga ingredientes tóxicos, especialmente azúcar, debe dejarse de lado o desecharse. Durante la desintoxicación, y esperando que se acostumbre, no comerá nada que tenga azúcares agregados o procesados. Algunas de las cosas que necesita tirar, o al menos mantener a un lado, incluyen:

- ☒ Cualquier cosa que no se considere comida real, es decir, cualquier cosa que venga en un paquete, caja o lata. Las opciones como los alimentos integrales que se encuentran en una lata, como las alcachofas con agua o sardinas, pueden estar bien.

- ☒ Cualquier bebida o comida que tenga azúcar agregada. Esto incluye opciones como edulcorantes artificiales, jugo de caña orgánico, agave, melaza, jarabe de arce y miel.

- ☒ Cualquier cosa que contenga aceites vegetales refinados o aceites hidrogenados.

- ☒ Cualquier alimento que tenga colorantes, aditivos, conservantes y edulcorantes artificiales. Cualquier cosa que haya sido procesada debe ser eliminada.

☒ Alcohol: la mayoría de los alcoholes contienen muchos azúcares, así que asegúrese de evitarlos cuando vaya con una desintoxicación.

☒ Productos lácteos: si bien los productos lácteos pueden ser buenos para usted, durante este tiempo, debe evitarlos. A menudo contienen altas cantidades de azúcar que pueden ser fuertes para el cuerpo y pueden provocar antojos. Después de la parte inicial de la desintoxicación, puede decidir volver a agregarla, con moderación, si lo desea.

Quédese con lo Bueno

Para el resto de su desintoxicación, muchos de los cuales duran diez días, se centrará en inundar su cuerpo con los nutrientes que necesita. Estos nutrientes ayudarán al cuerpo a repararse a sí mismo de una manera más natural, a deshacerse de ese azúcar y a ayudarlo a verse y sentirse mejor. Después de los primeros días, su cuerpo se sentirá tan energizado y renovado que ni siquiera querrá comer los azúcares por más tiempo.

Durante esta fase, es posible que desee configurar algunos planes de comidas. Esos antojos de azúcar y carbohidratos van a ser difíciles. Tener un plan en marcha realmente puede marcar la diferencia y ayudarlo a mantenerse encaminado. Planifique todas sus comidas, junto con algunos refrigerios, para que ni siquiera necesite pensar en lo que está comiendo: todo está preparado y listo para usted.

Prepárese Para el Choque

Si va a realizar una desintoxicación de azúcar, prepárese para el choque duro cuando empiece. Nuestros cuerpos anhelan el azúcar, aunque sea malo para nosotros. En nuestro pasado, muchas personas tenían que depender del azúcar para ayudarse. Este azúcar era una gran fuente de energía cuando había hambre o períodos más largos sin comer. Encontrar algo dulce para comer y obtener la mayor cantidad posible, era una forma de ayudar a mantener a las personas con vida.

Desafortunadamente, esa misma idea todavía prevalece en nuestros sistemas hoy. Y en un mundo moderno donde el azúcar siempre está disponible, esto no es necesariamente algo bueno. Ya no necesitamos azúcar para sobrevivir. No hay riesgo de hambruna en la mayor parte del mundo occidental, lo que significa que el papel del azúcar ya no es tan importante.

A pesar de esto, esos antojos de azúcar son muy fuertes. Es difícil deshacerse de ellos. Incluso si comemos mucho durante el día, vamos a ansiar un poco más al final del día. Sabemos que comer demasiado es malo, pero también encontramos que es muy difícil dejar de hacerlo, y seguimos comiendo una y otra vez. Esto, con el tiempo, causa problemas de salud como enfermedades cardíacas, derrames cerebrales y diabetes.

Cuando decide hacer una desintoxicación de azúcar, está eliminando el flujo constante de azúcar de su vida y tratando de reemplazarlo con algo más saludable. Sin embargo, el cuerpo se va a rebelar. Esa energía alta que obtiene del azúcar se va a ir, y esos antojos van a entrar en acción. Va a estar cansado, de mal humor, y querrá un poco de azúcar en ese momento. Pero tiene que mantenerse fuerte. Después de unos días, comenzará a sentirse mejor, sin la crisis del azúcar, y verá por qué reducir el azúcar es lo mejor.

Si tiene una fuerte adicción al azúcar, este proceso puede ser más difícil. Algunas personas deciden deshacerse por completo de los azúcares, al menos tanto como puedan. Harán una desintoxicación que elimina completamente las frutas e incluso algunos granos enteros. Si bien los azúcares en estos son saludables y se consideran buenos para el cuerpo, a veces, es mejor reducirlos durante algunas semanas para que pueda superar esa adicción al azúcar más rápido. Más tarde, cuando su cuerpo haya tenido tiempo de adaptarse, puede agregarlos nuevamente a la dieta lentamente sin tener que preocuparse de que su arduo trabajo vaya por el desagüe.

Por lo tanto, no importa qué tipo de ayuno elija, debe estar preparado para un choque. Ponga algunas buenas comidas en el congelador, unas que le darán a su cuerpo los nutrientes que necesita para sobrevivir este proceso. Solo dura unos días, por lo que no es tan malo. Sin embargo, algunas personas consideran que esta es la parte más difícil de todo el proceso de desintoxicación.

Agregue Algunas Prácticas Simples de Estilo de Vida

Si bien cambiar su dieta puede ser una parte importante de una desintoxicación, hay algunas otras cosas en las que también debe enfocarse. Cambiar algunos de sus hábitos de estilo de vida puede hacer una gran diferencia en qué tan bien funciona la desintoxicación y qué tan bien se siente cuando se hace. Algunas de las cosas que puede agregar a su estilo de vida para que la desintoxicación sea más efectiva incluyen:

- Duerma lo suficiente: siete a ocho horas por noche es lo mejor.
- Pase cinco minutos respirando profundamente.
- Beba al menos 8 vasos de agua al día.

- ☒ Pase 15 minutos escribiendo un diario sobre su día.
- ☒ Manténgase activo durante el día. Levántese y haga una caminata o alguna otra actividad física durante un mínimo de 30 minutos al día.
- ☒ Tome fibra antes de cada comida para ayudar a equilibrar el azúcar en la sangre y reducir los antojos.
- ☒ Tome un buen multivitamínico.
- ☒ Tome un baño de desintoxicación. Una buena opción es 2 tazas de sal de Epsom, 10 gotas de aceite de lavanda y ½ taza de bicarbonato de sodio.

Agregue estos pasos para seguir las reglas específicas de una desintoxicación, y encontrará que hacer una desintoxicación puede ser bastante fácil. Es posible que tenga que lidiar con algunos de los antojos durante los primeros días. Sin embargo, a medida que el cuerpo se limpie un poco más, descubrirá que es una excelente manera de hacer que se sienta bien y de que su salud vuelva a funcionar.

Alimentos Para Comer Durante una Desintoxicación

Comer en una desintoxicación no debe ser difícil. Simplemente necesita eliminar parte de la basura en su dieta y centrarse más en los alimentos saludables en lugar de la basura que se encuentra en una dieta tradicional estadounidense. Primero, debe concentrarse en comer muchas frutas y vegetales saludables. Todos los productos pueden ser excelentes para una desintoxicación. Solo trata de obtener una gran variedad para que pueda obtener todos los nutrientes que su cuerpo necesita.

Luego, concéntrese en los granos integrales. Estos granos integrales lo ayudarán a llenarse, equilibrar sus niveles de azúcar en la sangre y también contienen muchos nutrientes excelentes.

Asegúrese de seguir con las opciones de granos integrales en lugar de granos refinados. Los granos refinados se convierten en azúcares en el cuerpo y pueden hacer que una desintoxicación de azúcar sea casi imposible. Mientras tanto, los granos integrales le proporcionan a su cuerpo todo lo que necesita, sin ninguna de las cosas malas.

Las carnes magras también son importantes, especialmente el pescado. El pescado le proporciona todos los nutrientes que necesita, sin ninguna de las grasas malas que pueden causar inflamación y dañar su salud. Puede elegir otras carnes también. Los productos de aves de corral magras también son buenos. Es mejor alejarse de algunas opciones como el tocino y la carne de res, aparte de tenerlo ocasionalmente.

Cuando empieza a desintoxicarse con azúcar, lo mejor es evitar los productos lácteos. Estos productos tienen una gran cantidad de azúcares adicionales dentro de ellos, lo que puede hacer que sea una mala decisión agregarlos cuando desee deshacerse del azúcar. También contienen mayores cantidades de carbohidratos, y pueden ser algo peligroso, especialmente en este tipo de desintoxicación. Quédese con otras opciones, como la leche de almendras. Después de un tiempo de desintoxicación, puede decidir si desea volver a agregar la leche normal. Si lo hace, asegúrese de usarla con moderación o no usarla.

Algunas Cosas a Tener en Cuenta Cuando Está en Una Desintoxicación

Cuando esté listo para comenzar una desintoxicación, hay algunas cosas que debe considerar. Primero, no se trata solo de los alimentos que come. También deberá realizar algunos cambios importantes en el estilo de vida. Comer los alimentos correctos es el primer paso, pero también considere tener relaciones saludables, beber suficiente agua, hacer ejercicio y dormir lo suficiente. Si falta alguno de estos puntos, puede ser muy difícil para el cuerpo reducir las toxinas.

Primero, asegúrese de dormir lo suficiente. Dormir es muy importante para ayudarnos a funcionar correctamente. Tendrá dificultades para pasar el día y ver los beneficios de una desintoxicación si siempre tiene sueño. Además, cuando se siente cansado, es más difícil que nunca, evitar esos antojos de azúcar y carbohidratos, y simplemente cederá y tendrá problemas para darse por vencido. Intente dormir de ocho a nueve horas por noche, o agregue una siesta durante el día, para ayudarlo a aprovechar al máximo su plan de desintoxicación.

Luego, beba mucha agua. Su cuerpo necesita tener una hidratación adecuada, o tendrá problemas para eliminar las toxinas que consume. Esto puede ayudar al cuerpo más que cualquier otra cosa, y es muy simple de hacer. Apunte de ocho a diez vasos de agua cada día, y vea qué diferencia hace.

Durante la desintoxicación, debe intentar hacer unos minutos de ejercicio todos los días. No tiene que volverse loco con eso, pero 30 minutos de actividad moderada pueden ser buenos para todo el cuerpo. Durante los primeros días de una desintoxicación de azúcar, está bien hacer poco ejercicio a medida que su cuerpo se adapta a no tener ese flujo constante de azúcar disponible. Pase algún tiempo afuera y camine alrededor de las cuadras algunas veces en esos días. Pero una vez que supera el choque, puede subir un poco el ejercicio y luego ver realmente qué puede hacer la desintoxicación.

Finalmente, trabaje en desarrollar algunas relaciones saludables en el proceso también. Si está en una relación tóxica, o si está constantemente dentro y fuera de las relaciones, es posible que esté acostumbrado a recurrir a alimentos reconfortantes para ayudarlo a sentirse mejor. Si esto suena como algo que hace, entonces es hora de arreglar sus relaciones antes de la desintoxicación. Los buenos amigos, los que están a su disposición y lo apoyan, pueden empujarlo mucho más y mejorar la desintoxicación. Cuando comience una nueva desintoxicación, considere si también necesita una desintoxicación de las personas que lo rodean.

Capítulo 3: Pasos Simples para Reducir la Inflamación en el Cuerpo

La inflamación es una condición que muchas personas sufren dentro de sus vidas. Entonces puede ser incómodo, puede hacer que perder peso sea casi imposible y realmente puede aumentar el dolor si no se maneja. Muchas afecciones de salud, incluidos problemas como la artritis, son causadas por la inflamación, y sin tomar los pasos adecuados para tratar la inflamación, puede hacerse cargo fácilmente y deteriorar su salud rápidamente.

Hay algunos pasos que puede seguir para ayudar a reducir la cantidad de inflamación que hay en el cuerpo. Elegir comer una dieta que sea saludable, una que elimine muchas de las cosas malas que puede comer actualmente puede hacer una gran diferencia. Veamos algunos de los pasos que puede seguir para ayudar a reducir la inflamación en todo el cuerpo.

Obtenga Algunos Ácidos Grasos Omega-3 en su Dieta

Los ácidos grasos omega-3 son muy buenos para el cuerpo en muchos niveles diferentes. Primero, el EPA, uno de los ácidos grasos de este tipo que se encuentra en el aceite de pescado, los suplementos a base de algas y el pescado, junto con el DHA, tiene propiedades para detener la inflamación. Puede obtener algunos de estos del pescado, pero los nutrientes correctos no se producen hasta que el cuerpo los convierte después de comer. Además, estas cantidades suelen ser tan pequeñas que no vale la pena el esfuerzo.

Mientras tanto, el pescado y los aceites de pescado pueden ser una excelente manera de incorporar muchos de estos ácidos grasos omega-3 a su plan de dieta. Intente incluir pescado fresco en al menos algunas comidas al día. Si no puede disfrutar del pescado de forma regular, considere comenzar un suplemento de aceite de pescado para que pueda obtener suficiente cantidad de estos ácidos grasos para reducir la inflamación en todo el cuerpo.

Comer Algunas Hierbas

Las hierbas no solo son excelentes para agregar un poco de sabor a los alimentos que consume. Si come las correctas, estas hierbas pueden ayudarle a reducir la cantidad de inflamación en el cuerpo. Algunas de las mejores hierbas para consumir incluyen:

- Cúrcuma: esta es una raíz de color naranja brillante y contiene curcumina. La curcumina ayudará a proteger su hígado de cualquier daño celular, y puede funcionar como un antioxidante en el cuerpo para proteger las células del daño de los radicales libres que causa inflamación. Además ayuda a reducir los niveles de histamina en el cuerpo y notará rápidamente cómo disminuye la inflamación.

- Jengibre: el jengibre tiene cuatro ingredientes importantes que pueden ayudar a reducir el dolor y reducir la inflamación en todo el cuerpo. Estos ingredientes (zingerona, shogaoles, paradoles y gingeroles) trabajan juntos para ayudarlo a ver una reducción en las prostaglandinas que inducen el dolor en el cuerpo.

- Cayena: el calor que proviene de la cayena puede ayudar a reducir la inflamación en el cuerpo. ¡La capsaicina que se encuentra en los pimientos picantes y la cayena puede ayudar a bloquear la enzima COX-2, lo que contribuirá al proceso de inflamación que puede causar artritis y otras enfermedades inflamatorias!

- Albahaca: La albahaca es una gran hierba para ayudar a combatir la inflamación. Eugenol es un compuesto que se encuentra en la albahaca, lo que le da el olor que usted reconoce. También ayuda a reducir la inflamación.

- Corteza de sauce blanco: este es un tipo especial de corteza que contiene salicina, que está relacionada con algunos de los ingredientes comunes que se encuentran en la aspirina. Los efectos antiinflamatorios y analgésicos en realidad pueden durar mucho más que los de la aspirina, lo que lo hace más efectivo.

- Orégano: el orégano tiene bioflavonoides y polifenoles, los cuales pueden ayudar a combatir los radicales libres en su cuerpo. Esto ayuda a combatir la inflamación en todo el cuerpo.

- Ajo: el ajo en realidad tiene algunos compuestos de azufre diferentes, lo que puede convertirlo en una excelente opción para reducir la inflamación en todo el cuerpo. Además, estos compuestos lucharán contra el cáncer e incluso reducirán el riesgo de ataque cardíaco.

Tenga Cuidado con Los Tipos de Grasas que Consume

Los tipos de grasas que consume en su dieta pueden tener una gran influencia en la cantidad de inflamación que hay en el cuerpo. Primero, echemos un vistazo a esos ácidos grasos omega-6. Estos ácidos grasos son conocidos por promover la inflamación en todo el cuerpo. Lo hacen porque estas grasas pueden ayudar con la producción de compuestos inflamatorios. Y cuando la dieta tradicional estadounidense contiene demasiadas de estas grasas, que se encuentran en opciones como los aceites de semilla de algodón, la soya y los aceites de maíz, puede imaginarse por qué la inflamación es un problema para muchas personas.

Otro hecho que debe tener en cuenta cuando se trata de inflamación son las grasas trans. Estas grasas también promueven la inflamación y se pueden encontrar en productos que usan las palabras "aceite parcialmente hidrogenado" en su lista de ingredientes. Encontrará muchos de estos tipos de grasas en alimentos como la margarina, la manteca y los productos horneados, por lo que es importante evitarlos tanto como sea posible.

Esto no significa que deba evitar todas las grasas del mundo. De hecho, algunas grasas son importantes cuando se trata de ayudar al cuerpo a absorber nutrientes importantes de los otros alimentos que consume. Sin embargo, debe saber qué grasas son malas para usted y cuáles promueven su salud, y los ácidos grasos Omega-6 y las grasas trans no son las buenas.

Los Carbohidratos y Azúcares Refinados son los Enemigos

Los azúcares y los carbohidratos refinados pueden contribuir a un mayor nivel de insulina y niveles elevados de azúcar en la sangre. Esto no solo lo pone en riesgo de diabetes, especialmente si la afección dura mucho tiempo, sino que también puede causar problemas de inflamación en el cuerpo.

Hay una serie de cosas malas sobre todos esos azúcares que consume. Pueden contribuir a un gran aumento de peso y pueden dificultar que alguien pierda peso cuando lo necesita. Estos carbohidratos y azúcares no solo causan inflamación en el cuerpo, sino que la grasa corporal adicional también contribuye a la inflamación.

Cuando elija granos para comer (y estos están permitidos en la mayoría de las desintoxicaciones fuera de los jugos), asegúrese de que sean granos enteros. Estos están llenos de los nutrientes saludables que su cuerpo necesita, junto con algunos carbohidratos realmente buenos para mantener el cuerpo en funcionamiento. No le llevarán a un mal ciclo de carbohidratos que es difícil de dejar. Hay muchas excelentes opciones de carbohidratos enteros con los que puede hacer la desintoxicación, incluyendo arroz, pan y pasta.

Coma Alimentos que Sean Ricos en Antioxidantes

La mayor causa de inflamación en todo el cuerpo son los radicales libres que flotan. Estos radicales libres se consideran compuestos que son altamente reactivos. Cuando ingresa demasiado dentro del cuerpo, pueden contribuir a la inflamación crónica y al mismo tiempo causar daño a muchas de las células de su cuerpo. Los radicales libres pueden penetrar en su cuerpo desde el medio ambiente, desde lo que come y desde lo que bebe.

Puede ayudar a limpiar el cuerpo de estos radicales libres, pero debe asegurarse de obtener los nutrientes adecuados en su dieta. Los antioxidantes pueden neutralizar estos radicales libres, lo que, a su vez, ayuda a reducir la inflamación. Algunos de los antioxidantes que puede usar para ayudar con esto incluyen las Vitaminas A, C y E. ¿Dónde obtiene estos excelentes antioxidantes?

Son de las frutas y vegetales, que deben estar en su plato durante la mayoría de las desintoxicaciones.

Para asegurarse de que está recibiendo suficientes antioxidantes en su dieta, eche un vistazo a su plato. La idea es que tenga mucho color allí. Si ve que falta un color, debe hacer esfuerzos para agregarlo. Esta variedad de color lo ayuda a ver sus nutrientes y asegura que cubra todas sus bases de nutrientes durante todo el día.

Tome Más Vitamina D en Su Dieta

La Vitamina D puede ayudarlo con muchas cosas. En este caso, estamos analizando cómo una deficiencia de vitamina D puede asociarse con afecciones autoinmunes e inflamación. Algunas de las afecciones que se ven afectadas por una deficiencia de vitamina D incluyen la esclerosis múltiple y la enfermedad de Crohn. La razón por la cual la vitamina D es tan importante aún no se ha descubierto, pero el hecho es que su cuerpo realmente necesita este nutriente.

Hay dos formas de tomar suficiente vitamina D, ya sea a través del sol o de los alimentos que consume. Si vive en un clima cálido, probablemente sea bastante fácil salir y dejar que el sol haga su trabajo proporcionándole Vitamina D. Sin embargo, para aquellos que viven en climas más fríos, la absorción de Vitamina D del sol es bastante difícil de hacer.

Si no puede obtener suficiente vitamina D del sol, asegúrese de comer suficientes alimentos con alto contenido de este nutriente. Las opciones incluyen leche de almendras y coco, que han sido fortificadas con Vitamina D, pescado, yemas de huevo y otros productos que les han agregado Vitamina D.

¿Qué Tienen Todos Estos en Común?

Hemos discutido varios pasos diferentes que puede tomar para ayudarlo a reducir la inflamación en todo el cuerpo. Todos estos pasos son efectivos, especialmente si los combina. Pero, ¿qué tienen todos estos en común? Todos dependen de la dieta que come.

La mayoría de las desintoxicaciones saludables se centrarán en las dietas que consume. Entienda que a veces, cambiar los alimentos que consume es suficiente para ayudarlo a limpiar el cuerpo y puede ayudar a reducir la inflamación que tiene en todo momento. Comer una dieta baja en azúcares, alta en frutas y vegetales, e incluso alta en pescado y otros productos saludables, realmente puede ayudar a reducir la inflamación en todo el cuerpo.

Cuando come una dieta alta en nutrientes pobres, su cuerpo reaccionará con mucha inflamación. Es por eso que puede tener problemas con el síndrome del intestino irritable, la artritis y más. Las malas grasas y azúcares en su cuerpo y la falta de una buena nutrición es lo que está causando esta inflamación. Mientras más tiempo siga con esa dieta pobre, peor será el problema de inflamación para usted.

Sin embargo, puede hacer un cambio. Deshacerse de esos alimentos malos, especialmente los azúcares y los carbohidratos refinados, y concentrarse más en comer alimentos saludables, como muchas frutas y vegetales frescos, puede ser lo que necesita para resolver este problema. ¡Intente pasar incluso cinco días sin azúcar o carbohidratos refinados y con muchas frutas y vegetales y granos enteros, y vea si el dolor de la inflamación, junto con otras afecciones graves de salud, desaparecerá para usted!

Muchas personas buscan formas de reducir la cantidad de inflamación que hay en sus cuerpos. Pueden estar cansados del dolor y otras condiciones de salud que esta inflamación puede causar si no se trata. Simplemente cambiar la dieta que consume puede ser suficiente para hacer que la inflamación sea cosa del pasado. En lugar de depender de medicamentos y otros tratamientos que son difíciles y costosos, considere cambiar la dieta que come y permita que su cuerpo se cure por sí solo.

Capítulo 4: Mejorando su Sistema Inmunológico a través de una Detox

Su sistema inmunológico es muy importante. Está ahí para ayudarlo a mantener el cuerpo fuerte, para ayudarlo a evitar cualquiera de esas bacterias que circulan durante el invierno. Cuando el sistema inmunológico no está haciendo su mejor trabajo, lo va a sentir. Es posible que se sienta deprimido y cansado y que tenga un resfriado constante, y que tenga que lidiar con problemas de quedarse en la cama y faltar al trabajo.

Cambiar la dieta que come puede marcar una gran diferencia en su salud general. Cuando elimina los azúcares y los alimentos procesados y, en cambio, elige concentrarse en los alimentos que son buenos y saludables para usted, se vuelve mucho más fácil mantener el cuerpo sano. Todas esas frutas y vegetales frescos, todos esos granos integrales saludables y todas esas fuentes magras de proteínas pueden inundar su cuerpo con los nutrientes que necesita para mantenerse saludable.

Lo realmente sorprendente es que un sistema inmunológico saludable puede ayudar a mejorar muchos aspectos diferentes de su vida. ¿Está lidiando con la inflamación? Podría ser su sistema inmunológico reaccionando a los radicales libres en el cuerpo. Enfrentando problemas estomacales, la inmunidad también podría estar causando un caos allí.

Es por eso que es tan importante que cuando se desintoxica, se asegure de trabajar también en el consumo de alimentos que sean buenos para todo el sistema inmunológico. La buena noticia es que si hace una detox de azúcar y trabaja para reducir la cantidad de azúcar que consume cada día, comenzará automáticamente a comer alimentos que sean mejores para su sistema.

Alimentos que Limpian el Cuerpo

Cuando le preocupa su sistema inmunológico y cómo funciona, debe asegurarse de que está limpiando el cuerpo tanto como sea posible. Hay muchos alimentos que tienden a dañar el sistema inmunológico y hacen que funcione mucho más de lo necesario. Cuando el cuerpo está ocupado lidiando con enfermedades crónicas y luchando contra esos radicales libres, le resulta difícil concentrarse en deshacerse de cualquier resfriado o gripe, o cualquier otra enfermedad que se presente.

Lo primero que debe hacer, con suerte mucho antes de enfermarse, es aprender a limpiar el cuerpo y evitar que se vuelva a desordenar. Hay muchos alimentos en los que puede confiar que lo ayudarán a poner en orden ese sistema inmunológico y asegurarán que su cuerpo se mantenga lo más saludable posible. Algunos de los mejores alimentos para disfrutar que también ayudarán a limpiar el cuerpo incluyen:

- Manzanas: la pectina que se encuentra en las manzanas es perfecta para limpiar los intestinos y hacer que tu estómago esté más feliz.
- Aguacates: son una fuente popular de alimentos, pero la mayoría de las personas no los consideran un alimento limpiador. Ellos hacen mucho bien en el cuerpo cuando se trata de dilatar los vasos sanguíneos y bajar el colesterol. También tienen un nutriente dentro de ellos conocido como glutatión, que puede bloquear una tonelada de carcinógenos mientras ayuda a desintoxicar el hígado.

- Remolacha: la remolacha contiene una mezcla única de compuestos vegetales naturales que ayudan a hacerlos perfectos para limpiar la sangre y el hígado.

- Arándanos: estos son uno de los mejores alimentos curativos porque tienen una tonelada de antioxidantes y tienen una aspirina natural en su interior que puede reducir la inflamación y disminuir el dolor en el cuerpo. También contienen un tipo de antibiótico que ayudará a prevenir infecciones en el tracto urinario.

- Col: La col tiene muchos compuestos antioxidantes y anticancerígenos, y es buena para ayudar al hígado a descomponer algunas de las hormonas adicionales que hay. Las coles también pueden ayudar a limpiar el tracto digestivo para que su estómago pueda absorber mejor otros nutrientes.

- Apio y semillas de apio: estos son excelentes limpiadores para la sangre y ayudarán a desintoxicar las células cancerosas que se encuentran en el cuerpo. También ayudan porque contienen más de veinte sustancias que pueden reducir la inflamación.

- Arándanos: si se trata de una infección de cualquier tipo, puede ser hora de mirar los arándanos. Estos arándanos incluyen sustancias antibióticas y antivirales que pueden limpiar el cuerpo.

- Col Rizada: Vaporiza un poco de col rizada para ayudar a beneficiar a todo el cuerpo. Este alimento puede ayudar a limpiar todo el cuerpo de una variedad de sustancias nocivas. También tiene un alto nivel de fibra que puede limpiar el tracto intestinal.

- Limones: los limones son una excelente manera de desintoxicar el hígado, y tienen mucha vitamina C para ayudar a combatir enfermedades.

- Algas marinas: puede que este no sea un tipo de alimento con el que está acostumbrado a lidiar, pero realmente podría ayudar cuando lucha contra una enfermedad. Según estudios realizados en la Universidad McGill de Montreal, las algas pueden unirse a los desechos radiactivos dentro del cuerpo. También puede unirse a metales pesados que están en el cuerpo y los eliminará.

Estos son solo algunos de los diferentes tipos de alimentos que puede incluir en su dieta para ver su cuerpo limpio y ayudarlo a sufrir menos inflamación y menos enfermedades debido al sistema inmunológico. Lo más importante que puede hacer aquí es elegir mucha variedad en sus comidas, centrándose principalmente en algunas buenas hierbas y productos frescos. Si puede llenar su plato con muchos alimentos saludables, entonces es fácil mantener el sistema inmunológico funcionando fuerte.

Los Mejores Alimentos para Estimular su Sistema Inmunológico

Hay un montón de diferentes alimentos que puede comer que lo ayudarán a obtener la nutrición adecuada para mantener el sistema inmunológico en funcionamiento. En la siguiente sección, vamos a explorar algunos de los diferentes nutrientes que son importantes para su sistema inmunológico, pero algunos de los alimentos que puede disfrutar para obtener estos nutrientes incluyen los siguientes:

- Cítricos: contienen una tonelada de Vitamina C, que puede ayudar a aumentar la producción de glóbulos blancos en todo el cuerpo.

- Pimientos rojos: una vez por onza, los pimientos rojos van a contener el doble de Vitamina C que los cítricos. También contienen una gran cantidad de betacaroteno que también ayuda. Además, le ayudarán a tener una piel y ojos sanos en el proceso.

- Brócoli: el brócoli contiene las cantidades correctas de vitaminas A, C y E y otros antioxidantes para mantener el cuerpo trabajando fuerte. La clave aquí es asegurarse de cocinar el brócoli lo menos posible, o se filtrarán algunos de los nutrientes.

- Yogur: busque yogures que contengan algo sobre cultivos vivos y activos. El yogur griego es un buen ejemplo. Obtenga los que son simples, y luego agregue algunas frutas para ayudar a evitar algunos de los azúcares poco saludables que pueden dañar el sistema inmunológico.

- Almendras: cuando se trata de luchar, o incluso de prevenir un resfriado, la vitamina E a menudo se olvida, pero es muy importante. Es una vitamina liposoluble que necesita grasa para ayudarla a absorber adecuadamente. Las nueces, como las almendras, tienen las grasas que necesita esta vitamina para absorberse y también obtienen todos los beneficios para la salud.

- Té verde: Tanto el té verde como el negro estarán llenos de flavonoides, un antioxidante que puede limpiar el cuerpo y ayudar a proteger el sistema inmunológico de una vez.

☒ Kiwi: los kiwis están naturalmente llenos de una gran cantidad de nutrientes esenciales, muchos de los cuales hablamos a continuación, que debe tener cerca cuando llegue la temporada de resfriados y gripe.

Su Último Plan de Nutrición y Vitaminas

Un sistema inmunológico saludable es muy importante para el funcionamiento general de nuestros cuerpos. Queremos poder superar nuestras vidas sin tener que pasar demasiados días en el sofá porque estamos enfermos. Sin embargo, cuando no le das a su cuerpo suficientes nutrientes para prosperar, el sistema inmunológico puede ser el primero en desaparecer. Esto no significa que quienes comen muchas frutas y verduras nunca se enfermarán, pero sí significa que se enfermarán con menos frecuencia que otros.

Muchas personas no comen suficientes vegetales, frutas y otros alimentos necesarios para mantenerlos saludables durante todo el año. No puede sentarse allí y comer una naranja o una manzana y esperar que la Vitamina C de eso evite que el frío le golpee. Un sistema inmunológico verdaderamente saludable dependerá de una mezcla equilibrada de vitaminas y minerales a lo largo del tiempo, junto con algo de ejercicio y patrones de sueño normales. Cuando pueda hacer que todos estos funcionen juntos, su sistema inmunológico estará más saludable que nunca.

Siempre que pueda, es mejor obtener sus vitaminas y minerales de los alimentos, en lugar de depender de una píldora que se las proporcione. Si vive en un área donde las frutas frescas y los vegetales eran difíciles de encontrar, o si le preocupan algunas lagunas en sus nutrientes cuando comienza, entonces puede considerar un suplemento multivitamínico. Sin embargo, nunca confíe en esto como la dosis completa de vitaminas para usted.

Ahora, hay varios tipos diferentes de vitaminas y minerales que el sistema inmunológico necesita para prosperar. La mayoría de nosotros solo pensamos en la Vitamina C, pero en realidad hay algunas otras que también necesita. Echemos un vistazo a algunas de las mejores vitaminas y minerales que puede tomar para ayudar a mantener su sistema inmunológico fuerte.

Vitamina C

La primera en la lista es Vitamina C. Cuando la mayoría de las personas piensan en su sistema inmunológico, piensan automáticamente en Vitamina C. Sin embargo, hay muchos lugares donde puede obtener mucha Vitamina C, lo que debería facilitar su obtención. suficiente. Algunas opciones que puede elegir son papaya, fresas, coles de Bruselas, pimientos, col rizada y espinacas. De hecho, hay tantos alimentos que contienen esta Vitamina, que no es realmente uno que necesite suplementar, especialmente si está en una desintoxicación.

Vitamina E

Al igual que con la vitamina C, la vitamina E se considera un antioxidante que ayudará al cuerpo a combatir las infecciones. Las semillas de girasol, las avellanas, los cacahuetes y las almendras son ricas en esta vitamina. Incluso puede obtener este a través del brócoli y las espinacas si prefiere aumentar su ingesta a través de las comidas.

Vitamina A

La vitamina A es el siguiente nutriente en la lista cuando se trata de un sistema inmunológico saludable. Cuando busque Vitamina

A, asegúrese de encontrar alimentos que tengan mucho color, como la calabaza, la auyama, las batatas y las zanahorias. Todos estos contienen carotenoides, que el cuerpo puede convertir en vitamina A. También tienen un agradable efecto antioxidante que fortalecerá el sistema inmunológico contra las infecciones.

Vitamina D

Hablamos sobre esta vitamina un poco antes cuando estábamos explorando la inflamación, pero también es importante cuando se trata de la salud de su sistema inmunológico. Es mejor obtener sus vitaminas de los alimentos, pero esta es una excepción a esta regla. Para este, es más fácil y, a menudo, mejor obtener el nutriente del sol. Pero para aquellos que viven en climas más fríos y que tienen que abrigarse durante la mayor parte del año, esto es más fácil decirlo que hacerlo.

Hay algunas maneras diferentes en que puede aumentar su consumo de Vitamina D. Puede encontrarla en el pescado graso, como las sardinas, el atún, la caballa y el salmón, así como en los alimentos enriquecidos con ella, como la leche, cereales y zumo de naranja. Si aún tiene problemas para obtener suficiente vitamina D en su dieta, considere hablar con su médico acerca de tomar algunos suplementos para ayudar.

Folato o ácido fólico

El folato es la forma natural de este nutriente, mientras que el ácido fólico se conoce como la forma sintética. Estos dos nutrientes a menudo se agregan a los alimentos porque no hay una tonelada de alimentos que los tengan, y son realmente beneficiosos para el cuerpo, especialmente cuando está embarazada y para su bebé en desarrollo.

Para obtener más ácido fólico, debe intentar agregar muchos vegetales de hoja verde, guisantes y frijoles a su plato de manera regular. También puede buscar algunos alimentos fortificados para ver si contienen más de este ácido fólico. Lea las etiquetas para verificar, pero muchos productos integrales, como cereales, pasta, arroz y pan enriquecido agregarán algo de ácido fólico.

Hierro

El siguiente en la lista es el hierro. El hierro se encarga de transportar oxígeno a todas las células. Puedes encontrar hierro en muchas formas diferentes. Su cuerpo puede absorber lo que se conoce como el "hierro hemo" más fácil. Puede encontrar esta forma de hierro en alimentos como el pavo, el pollo y los mariscos. Si sigue una dieta vegetariana, aún puede encontrar esta forma de hierro si mira a través de la col rizada, el brócoli y los frijoles.

Selenio

Para comenzar, el selenio tiene un poderoso efecto sobre el sistema inmunológico, incluido su potencial para ralentizar la reacción del cuerpo ante ciertos tipos de cáncer agresivos. Puede encontrar este nutriente en muchos lugares, como cebada, nueces de Brasil, atún, sardinas, brócoli y ajo.

Zinc

Hay muchos lugares donde puede encontrar mucho zinc. Eche un vistazo a los garbanzos, el yogur y los frijoles horneados (solo asegúrese de obtener el tipo sin azúcar agregada, carne magra y aves de corral, cangrejo y ostras. El zinc es un buen nutriente para tener en su cuerpo porque puede ayudar a reducir qué tan rápido el sistema inmunológico responderá para controlar cualquier inflamación que ocurra en el cuerpo, lo que puede ayudarlo a aliviar un poco el dolor.

Las frutas y vegetales frescos son a menudo las mejores cuando se trata de obtener nutrientes para estimular el sistema inmunológico. Sin embargo, si necesita obtener algunos productos que no están disponibles en el pasillo regular, o si necesita que duren un poco más, entonces también está bien trabajar con productos congelados.

Su sistema inmunológico es una parte muy importante de su salud general. Ayuda a evitar la inflamación, puede evitar que se enferme y puede reducir muchas de las otras afecciones de salud que se encuentran en su cuerpo. Asegúrese de seguir los consejos de este capítulo para que pueda ver los resultados de qué tan bien los alimentos y su dieta pueden afectar la inflamación.

Capítulo 5: Ponga Fin a sus Antojos de Azúcar y Carbohidratos

Como hemos discutido en esta guía, los azúcares pueden ser el enemigo. Si bien saben bien y todos disfrutamos de tener algo que está lleno de carbohidratos refinados y azúcar, los aspectos negativos para nuestra salud superan con creces los sentimientos temporales de felicidad y satisfacción que podemos obtener al consumir muchos azúcares. Hacer una detox de azúcar y deshacerse de todos los azúcares y los carbohidratos refinados en nuestra dieta puede ser una de las mejores formas de restablecer el metabolismo y las papilas gustativas para que finalmente pueda liberarse de esta adicción.

Ahora, puede comprender por qué necesita deshacerse de algunos de los azúcares, pero ¿por qué estamos incluyendo carbohidratos refinados aquí? Los carbohidratos refinados incluirán opciones como pan blanco, pasta blanca y casi cualquier cosa que esté hecha con harina blanca. El problema con esto es que cuando el cuerpo los digiere y los absorbe, también se convertirán en glucosa, al igual que el azúcar, en el cuerpo. Cuando combina una dieta alta en azúcar con una dieta alta en carbohidratos refinados, está tomando más glucosa de la que el cuerpo necesita. Además, toda esa glucosa extra que las células no usan como energía se almacenará como grasa corporal, generalmente alrededor del abdomen.

Es por eso que cuando elegimos hacer una detox de azúcar, vamos a elegir eliminar tanto los azúcares como los carbohidratos refinados. Reducir estos dos, especialmente las grandes cantidades que expone la desintoxicación de azúcar, hará una gran diferencia. Tenga en cuenta que estamos hablando de carbohidratos refinados aquí. Los granos integrales y los carbohidratos de trigo integral están bien, al igual que los carbohidratos complejos que se encuentran en las frutas y vegetales. Esas opciones están bien cuando está en una desintoxicación de azúcar.

Ahora que entendemos un poco más sobre comenzar con una desintoxicación de azúcar y los diferentes alimentos que pueden ayudar con su sistema inmunológico y con la inflamación, echemos un vistazo a algunos de los conceptos básicos que vienen con la elección de una desintoxicación de azúcar.

¿Por qué somos adictos al azúcar?

Esos antojos de azúcar en realidad pueden mostrar que somos adictos al azúcar. Muchos científicos creen que estamos preparados para desear azúcar en un nivel casi instintivo porque solía jugar un papel importante en nuestra supervivencia. Nuestro sentido del gusto ha evolucionado para codiciar las moléculas vitales para la vida como la grasa y la sal. Cuando comemos algo, la glucosa será absorbida desde los intestinos hacia el torrente sanguíneo y luego distribuida a todas las otras células del cuerpo. Esta glucosa es realmente importante para el cerebro porque proporciona mucho combustible a todas las células nerviosas neuronales allí.

Estas neuronas necesitan un suministro constante de glucosa del torrente sanguíneo porque, aunque necesitan esta glucosa para funcionar, no pueden hacerlo por sí mismas. Como una persona diabética sabe muy bien, cuando alguien con bajo nivel de azúcar en la sangre no puede obtener glucosa rápidamente, puede entrar en coma.

Incluso el sabor del azúcar realmente puede estimular el cerebro. Se han realizado algunos estudios y pruebas que muestran que los participantes que ingieren agua endulzada con azúcar, pudieron desempeñarse mejor en una tarea mental que cuando hacían gárgaras con agua endulzada artificialmente.

La relación que tenemos con el azúcar comenzará al nacer. Un estudio publicado por la Universidad de Washington descubrió que los recién nacidos prefieren los sabores dulces a todos los demás, mientras que los niños disfrutarán más los alimentos con azúcar que los adultos. Muchos creen que esta preferencia por las cosas dulces es un gen evolutivo. En el pasado, los niños más pequeños que preferían alimentos con alto contenido calórico habrían sobrevivido mejor cuando los alimentos se volvieron escasos o poco confiables.

Comer todo este azúcar puede conducir a patrones de alimentación poco saludables. Este azúcar puede mejorar el estado de ánimo y provocará que el cuerpo libere la hormona feliz, también conocida como serotonina, en la sangre. El impulso que obtenemos del azúcar es una de las razones por las que las personas recurren a esto cuando celebran o cuando necesitan una recompensa o un consuelo. Sin embargo, cuando tenga este impulso placentero, aumentará su insulina, ya que el cuerpo se esfuerza por que sus niveles de glucosa vuelvan a la normalidad. Esto puede hacer que tenga un colapso del azúcar, lo que resulta en más antojos por más azúcar, y el proceso continúa.

Además, nuestros cuerpos no pueden saber cuándo hemos ingerido suficiente azúcar o demasiado. Los investigadores descubrieron que las bebidas y los alimentos endulzados con fructosa no desencadenan la misma sensación de saciedad que otros alimentos que tienen calorías similares. Un estudio realizado por la Universidad de Yale descubrió que si bien la glucosa podía suprimir las partes del cerebro que nos da hambre, la fructosa no. En la prueba, los participantes a menudo informaron sentirse más satisfechos cuando consumieron glucosa en comparación con los que tomaron fructosa. Dado que muchos alimentos procesados están endulzados con sacarosa, que contiene 50 por ciento de fructosa, comer muchos de estos tipos de alimentos puede dificultar la resistencia a los antojos.

Sin embargo, el cuerpo no puede distinguir entre los azúcares naturales, como los que se encuentran en la leche, la miel y las frutas, y los azúcares procesados de productos horneados, dulces y más. Todos los azúcares se descompondrán en el cuerpo en fructosa y glucosa y luego serán procesados por el hígado. Los azúcares se pueden convertir en glucógeno o grasa para el almacenamiento, o la glucosa en la sangre para usar en las células del cuerpo.

El cuerpo consume la glucosa, siempre y cuando no ingiera demasiada. Y cuando come los tipos no saludables de azúcares, como la fructosa, es difícil de detener. Todavía tiene hambre, tiene muchos antojos y no puede detenerlo. Pero cuando toda esa glucosa está en el cuerpo, no podrá usarla y se almacenará como grasa abdominal, lo que puede hacer que muchas enfermedades crónicas lo afecten.

Hay muchas razones por las cuales el azúcar puede ser malo para el cuerpo. Además, cuantos más azúcares ingiera, peor será el problema. Algunos de los problemas de salud más comunes para quienes ingieren demasiada azúcar incluyen:

- ☒ Causa aumento de peso
- ☒ Aumenta el riesgo de enfermedades del corazón.

- Puede aumentar la cantidad de acné que tiene.
- Aumenta el riesgo de diabetes.
- Puede aumentar la probabilidad de contraer cáncer
- Puede causar problemas con la depresión.
- Puede acelerar el proceso de envejecimiento de la piel.
- Puede aumentar el envejecimiento celular
- Puede drenar su energía
- Puede provocar enfermedad del hígado graso

Estos son solo algunos de los problemas de salud comunes que puede enfrentar cuando come demasiado azúcar. Y cuando entra en el círculo vicioso sin poder detener su adicción al azúcar, las cosas empeorarán. Aquí es donde puede entrar en juego una desintoxicación de azúcar.

Una detox de azúcar puede ayudar a esto. Al eliminar los azúcares por completo y superar los antojos, puede restablecer sus hábitos alimenticios. Esto puede romper ese círculo vicioso y garantizará que pueda renunciar a esos azúcares y reducir algunos de los malos resultados de salud que se enumeran anteriormente.

Hay diferentes formas de desintoxicación de azúcar. Algunas personas simplemente abandonan los azúcares procesados y los azúcares que se encuentran en las comidas rápidas, los alimentos procesados y los productos horneados, por ejemplo. Otros se centrarán en deshacerse de todos los azúcares, como las frutas y los productos lácteos, porque realmente quieren poner en marcha su desintoxicación y asegurarse de que puedan deshacerse de los antojos.

De cualquier manera, finalmente puede romper el hábito de ser adicto al azúcar. Solo necesita comer una dieta que esté llena de alimentos saludables. Puede optar por agregar otro plan de dieta a esto, o simplemente puede comer alimentos que le proporcionarán a su cuerpo, todos los nutrientes que necesita.

Cómo Hacer una Desintoxicación de Azúcar

Analicemos el proceso que debe seguir para terminar con sus antojos de azúcar y ayudarlo finalmente a tener un estilo de vida más saludable. Vamos a dividirlo por días un poco para que pueda ver qué pasos se necesitan y para asegurarse de que realmente pueda ver los resultados.

El día antes de comenzar una desintoxicación, tómese un tiempo para revisar la casa y la cocina. Deshágase de todo lo que contenga azúcares procesados y carbohidratos refinados, y luego deséchelos. Después, vaya a la tienda de comestibles y compre muchos alimentos y opciones saludables. Si lo necesita, considere establecer un plan de comidas durante los días previos a la desintoxicación. Las comidas en el congelador o las comidas de cocción lenta pueden ser agradables con esto. Luego, cuando tenga un antojo o lidie con una noche ocupada o estresante, puede simplemente tomar una cena saludable y estar listo para ir sin preparación esa noche.

Día 1: Elimine todos los azúcares que tiene en su dieta.

Esto se considera una desintoxicación de azúcar pura, lo que significa que debe cortar por completo todo lo que tiene azúcar. En esta desintoxicación tiene que eliminar todos los azúcares artificiales de su dieta. Una forma de asegurarse de que está eliminando los azúcares correctos es mirar los ingredientes o la etiqueta, y evitar cualquier cosa que indique que es bajo en azúcar. Esto generalmente significa que el fabricante redujo los azúcares, pero agregaron más grasas o sodio para ayudar con el sabor.

También pueden agregar alcoholes de azúcar, que no son mucho mejores.

Durante este tiempo, está bien comer alimentos integrales que tengan algunos azúcares naturales, es decir, las frutas. Si esto sigue siendo un factor desencadenante para usted (como lo es para algunas personas con adicción al azúcar), también corte las frutas durante los primeros días. Debe llenar su plato con granos integrales, cortes magros de carne y muchos vegetales (y frutas si desea incluirlas) para proporcionar a su cuerpo la nutrición que necesita.

Día 3 a 7: concéntrese en comer refrigerios saludables para ayudar con los síntomas de abstinencia.

Cuando está reduciendo el azúcar en esta desintoxicación, los primeros tres días serán los más difíciles para todos. Puede tener varios síntomas de abstinencia, incluidos antojos de azúcar, dolores musculares, dolores de cabeza y fatiga. Algunas personas tienen problemas para dormir, temblores, náuseas, falta de concentración y mareos.

Luego, después de que hayan terminado los cinco días, puede comenzar a sentirse más ligero. Esta es una etapa importante en la que necesita comer granos integrales, refrigerios saludables y muchos vegetales para ayudar a minimizar los antojos de azúcares. Su cuerpo puede pasar este tiempo clamando por comida, y necesita llenarlo con estas cosas buenas para llenarlo y mantener equilibrado el azúcar en la sangre. Tan pronto como esos niveles de azúcar en la sangre se desequilibren, sus antojos empeorarán mucho, por lo que tener bocadillos saludables a la mano marcará la diferencia.

Día 8 a 10: en este punto, el azúcar está fuera de su sistema. Debería poder ver la diferencia.

Una vez que haya terminado la semana, se sentirá un poco más concentrado y notará que su funcionamiento cognitivo está mejorando en comparación con el inicio de la desintoxicación. Dependiendo de la persona, esto a veces sucede después de solo cuatro días en la desintoxicación.

Luego, después de que hayan pasado diez días, las papilas gustativas van a comenzar a cambiar, y básicamente está reiniciando todo el sistema. El azúcar, así como su sabor, indicará al sistema hormonal, para que sepa cuándo es el momento en que el cuerpo necesita comer. Si tuvo éxito con la desintoxicación de azúcar, los antojos terminarán y es posible que tenga una menor tolerancia a la dulzura en comparación con antes. Incluso puede haber momentos en los que piense que un alimento es demasiado dulce. Asegúrese de no ceder a la tentación ahora. Simplemente siga comiendo comidas saludables y caseras para que no se reinicie.

Día 15 a 21: este es el momento en que puede comenzar a agregar algunos azúcares a la dieta, uno por uno.

Después de alcanzar la marca de 15 días, su energía volverá a su punto máximo. Estará más consciente del proceso de digestión y ahora que ha podido eliminar los efectos del azúcar en el sistema, estará mejor equipado para identificar alimentos satisfactorios y aquellos que causan cierta inflamación.

Durante esta semana, comenzará a sentirse mejor. Tendrá más energía y podrá identificar mejor los dolores de hambre y los antojos de azúcar. Este es un período crucial para aquellos que siempre están ocupados porque pueden haber tenido problemas para hacerlo en el pasado cuando siempre estaban corriendo.

Puede comenzar lentamente a agregar más azúcares a su dieta. Si se deshizo de todos los azúcares, como los de la leche y las frutas, es cuando puede comenzar a agregarlos nuevamente, junto con algunos postres aquí y allá. Sin embargo, tómalo con calma. Introduzca un alimento nuevamente en la dieta cada pocos días. Es posible que tenga una ligera intolerancia a algo, como la leche, y desee deshacerse por completo de su uso. O puede descubrir que los postres que solía amar ahora son demasiado dulces.

Después de la desintoxicación del azúcar, puede comenzar lentamente a comer cosas que no estaban permitidas en el plan de comidas. Asegúrese de no excederse con esto o de lo contrario se sentirá muy incómodo o puede comenzar a volver al círculo vicioso con el azúcar. Está bien tener algo de azúcar, solo asegúrese de repartir la comida de la manera correcta. Y una vez que haya terminado de comer algo dulce, asegúrese de consumir algo que contenga granos enteros, proteínas magras y fibra.

Consejos para Hacer una Desintoxicación de Azúcar más Fácil

Renunciar al azúcar es difícil. Nos gusta tener azúcar. Sabe bien e incluso puede hacernos sentir temporalmente mejor después de comerlo, y nuestros cuerpos lo anhelan más que cualquier otra cosa. Renunciar a este azúcar no siempre es fácil cuando los buenos gustos y nuestros cuerpos luchan contra nosotros. Aquí hay algunos consejos que puede seguir para facilitar la desintoxicación del azúcar.

Cortar todo de una vez: Algunas personas recomiendan que corte una cosa a la vez y lentamente elimine el azúcar. Esto puede funcionar para algunos, pero para otros, simplemente sustituirán un azúcar faltante por otra. A menudo es mejor cortar todo y superar la parte difícil de una vez. Esto le da a su cuerpo tiempo para recuperarse del azúcar y puede facilitar la superación de los antojos. Será difícil durante unos días, pero mucho mejor que extraer el proceso.

Obtenga muchas proteínas en su día: debe encontrar proteínas durante cada comida, especialmente en el desayuno después de ayunar toda la noche. Esto ayuda a equilibrar el azúcar en la sangre y puede reducir los antojos. Considere un batido de proteínas o una harina de huevo entero para que esto funcione.

Combata el ansia de azúcar con algo de grasa: la grasa no siempre es considerada como el enemigo. La grasa le llenará, puede equilibrar el azúcar en la sangre y puede ser necesaria para alimentar las células. Junto con una gran cantidad de proteínas, las grasas buenas deben estar presentes tanto como sea posible en todos sus refrigerios y comidas.

Esté preparado cuando ocurra una emergencia: nunca querrá terminar en una emergencia alimentaria cuando el azúcar en la sangre está bajando. Luego, puede dirigirse a una máquina expendedora, un restaurante de comida rápida o una tienda de conveniencia. Estos tendrán un montón de carbohidratos y azúcares refinados que debe evitar durante este tiempo. Mantener algunos refrigerios en su bolso o en el automóvil puede ayudarlo a recuperarse hasta que pueda llegar a casa. Llénelos con refrigerios que contengan grasas y proteínas buenas para que no sienta la tentación de tomar una mala decisión.

Reduzca la angustia y trate de desestresarse: si se siente estresado, las hormonas se volverán locas. El cortisol aumentará, haciéndolo sentir con hambre (incluso si no lo está), causando el almacenamiento de grasa abdominal que eventualmente puede conducir a diabetes tipo 2. Los estudios demuestran que encontrar métodos para relajarse, como la respiración profunda, puede ayudarlo a salir del estado de estrés y puede ayudarlo a evitar que las hormonas se vuelvan locas. Un método simple es un descanso de cinco respiraciones. Antes de cada comida, simplemente tome cinco respiraciones lentas y profundas, contando cinco entradas y cinco salidas. Esto hará una gran diferencia en la cantidad que realmente come cuando se sienta.

Deshágase de la inflamación: los estudios han demostrado cómo la inflamación puede desencadenar algunos desequilibrios en el azúcar en la sangre, la prediabetes, la resistencia a la insulina y la diabetes tipo 2. La fuente más común de alimentos inflamatorios, fuera del azúcar, son las grasas trans y la harina. Cuando elimina algunas de estas cosas malas, puede deshacerse de la inflamación y tener un estilo de vida más saludable.

Duerma lo suficiente: no puedo enfatizar esto lo suficiente. Cuando no duerme lo suficiente, esto puede conducir a tener antojos de azúcar y carbohidratos porque afecta las hormonas del apetito. En estudios en humanos, cuando los estudiantes universitarios fueron privados de solo dos horas de sueño, sus hormonas del hambre aumentaron y vieron una disminución en las hormonas supresoras del apetito. Estos estudiantes universitarios también comenzaron a tener más antojos por carbohidratos refinados y azúcar. Dormir es la mejor manera de ayudarlo a evitar comer en exceso y puede ayudar a que su peso y sus antojos desaparezcan.

Una desintoxicación de azúcar es una de las mejores cosas que puede hacer para su salud en general. Le ayudará a deshacerse de los antojos de azúcar, lo ayudará a comer de manera más saludable y puede evitar muchos problemas de salud crónicos. Seguir los consejos de este capítulo le facilitará comenzar realmente bien su propia desintoxicación de azúcar.

Capítulo 6: Hábitos Fáciles que Puede Adoptar para Eliminar esos Antojos de Azúcar

Combatir esa ansia de azúcar puede parecer casi imposible. Nuestros cuerpos quieren retener el azúcar porque puede ser una fuente de energía potencial más adelante. Pero como no estamos huyendo de los animales o pasando por largos períodos de hambruna en nuestros tiempos modernos, esa talla de azúcar puede provocar muchos problemas de salud y puede enfermarnos mucho. La buena noticia es que hay algunos hábitos fáciles que puede implementar en su horario para finalmente ayudarlo a poner fin a esos antojos de azúcar:

Reemplace su Merienda con una Fruta

Los refrigerios nocturnos son difíciles de superar. Es posible que le haya ido bien todo el día, pero una vez que finalmente tenga tiempo para relajarse y poner los pies en alto, estará listo para un refrigerio azucarado. Es difícil renunciar a esto. Algunas personas pueden intentarlo. Pero para aquellos que simplemente no pueden dejar ese hábito, es importante tener algunas otras opciones disponibles.

Una cosa a considerar es sustituir esa merienda azucarada con algo de fruta. Una manzana o un plátano pueden proporcionarle a su cuerpo un poco de azúcar natural para que pueda evitar ese antojo, sin ceder por completo. Esa manzana de noche es mucho mejor que esa barra de chocolate o ese gran pedazo de pastel. Contiene el azúcar natural, que es mejor que la que se encuentra en los postres, junto con vitaminas y nutrientes saludables. Todo esto se une para ayudar a mantener el cuerpo fuerte y alejarte de esos antojos.

Planifique sus Comidas con Anticipación

Planificar sus comidas con anticipación y asegurarse de que no tenga mucha hambre puede marcar una gran diferencia en la cantidad de antojos que tiene. Primero, veamos cómo planificar sus comidas. Debe planificar al menos con una semana de anticipación, aunque a algunas personas les gusta ir más allá. Puede obtener todos los ingredientes para sus comidas y meriendas y saber que son saludables. Si lleva esto lo suficientemente lejos, incluso puede hacer comidas en el congelador, que lo ayudan a obtener una cena saludable en la mesa en solo unos minutos, incluso en las noches en que está muy ocupado.

Cuanto más deje las cosas al azar, más difícil será evitar esos antojos. Si llega a casa después de un largo día de trabajo y luego de eventos deportivos con los niños, ¿qué posibilidades hay de que prepare una comida casera deliciosa y saludable cuando tiene que comenzar desde cero? Es probable que saque algo del congelador, algo lleno de azúcares y carbohidratos refinados, lo que empeorará el ansia más adelante.

Siempre planifique sus comidas y trate de no pasar mucho tiempo entre comidas antes de volver a comer. Esto le ayuda a evitar esos antojos porque está hambriento al final del día. Puede utilizar su olla instantánea, su olla de cocción lenta o hacer un montón de comidas en el congelador. Solo asegúrese de tener un plan para ayudarlo a evitar esos antojos.

Limpie la Cocina para Evitar Tentaciones

Si hay algo azucarado en su hogar, es más probable que lo alcance y se lo coma tan pronto como sienta antojo. Es realmente difícil evitar una tentación cuando está en su hogar. Una de las mejores maneras de evitar esta tentación es revisar y limpiar su cocina, deshacerse de todos los alimentos azucarados que pueden causar esos antojos y reemplazarlos con opciones más saludables.

Dedique unas horas y revise todo en su cocina. Mire las etiquetas y decida qué contiene muchos carbohidratos y azúcares refinados y deseche todo lo que empeore sus antojos. Es posible que se sorprenda de cuántas cosas sacará de sus armarios durante este tiempo.

Cuando haya terminado, es hora de ir a la tienda de comestibles. Todavía tiene que comer algo, y con los armarios desnudos, es hora de revisar y reemplazar todos esos alimentos malos con algo bueno. Si va a desintoxicarse, asegúrese de recoger los alimentos que se ajusten a esa opción. De lo contrario, reemplace esos alimentos malos con carnes magras, muchos productos frescos, legumbres y granos enteros, para mantenerlo lleno y los antojos de azúcar a raya.

Beba un Poco de Agua Cuando Tenga Antojo

Una de las principales razones por las que anhela algo salado o azucarado es porque tiene sed. Lo primero que debe hacer cuando siente que se acerca un antojo es beber un vaso de agua. Puede ser que el cuerpo esté tratando de decirle que tiene sed, pero suponemos que tiene hambre y comemos algo que no es bueno para nosotros. Asegúrese de mantener un montón de agua cerca para esos momentos en que siente ansias pero no tiene tanta hambre, y observe la diferencia que puede hacer.

Coma Comidas Saludables

No importa cómo lo mire, las chispas de chocolate y otros dulces pueden ser realmente sabrosos. Y cuando tiene mucha hambre, su cuerpo puede tratar instantáneamente de ansiar algo que sea tan sabroso. El truco para luchar contra esto es comer comidas saludables de forma regular. Sí, cuando estamos ocupados con nuestras vidas modernas, a veces es más fácil saltear comidas, pero aún es importante comer comidas que sean saludables para que no se vuelva demasiado hambriento.

Mientras más hambre tenga, más impotente se volverá más tarde contra esos antojos de azúcar. Incluso si tiene que llevar un pequeño refrigerio a su alrededor en esos días ocupados cuando simplemente no puede comer, asegúrese de no pasar demasiado tiempo sin comer para evitar esos antojos.

Las comidas saludables que come deben contener algunas carnes magras, muchos productos frescos (especialmente esos vegetales), algunos granos enteros (manténgase alejado de todos los granos blancos y refinados) y algunos lácteos saludables si elige agregarlos. Cuando combine estos elementos, podrá proporcionarle a su cuerpo todos los nutrientes que necesita, junto con mucha saciedad que puede ayudar a mantener alejados los antojos de azúcar.

Identifique sus Desencadenantes

Muchas personas tienen desencadenantes que los hacen comenzar a desear azúcares más de lo habitual. Además de algunas de las razones físicas para desear el azúcar, como tener demasiada hambre y deshidratarse, la razón por la que anhelas estos alimentos puede ser prácticamente cualquier cosa y cada persona es diferente. Si es alguien propenso a estos antojos, es importante que revise sus sentimientos y pensamientos cuando los antojos atacan.

Con el tiempo, podrá identificar un patrón. A veces, la clave para superar el ansia no es luchar contra él, sino lidiar con la causa subyacente. Puede ansiar azúcares cuando está estresado, cuando se siente deprimido o cuando está cansado. Puede aprender cómo evitar estos factores desencadenantes y también ver algunos excelentes resultados con su salud. Si está cansado, quizás deba considerar acostarse más temprano o tomar una siesta durante el día. Si come cuando está estresado, considere nuevas formas, como hacer ejercicio y meditar, para ayudar a reducir su estrés. Cada desencadenante tiene una manera de resolverlo: solo necesita aprender cuál es el suyo y luego trabajar desde allí.

Tome Suficientes Carbohidratos Complejos

Al igual que la deshidratación puede causar algunos antojos de alimentos, tener una falta de carbohidratos saludables también puede causar ansias de azúcar. Tenga en cuenta que hay una diferencia en los tipos de carbohidratos que puede comer. No busque los carbohidratos procesados o refinados. Estos son básicamente azúcar disfrazada y no harán nada para ayudarlo a evitar esa ansia de azúcar. Pero si se enfoca en comer granos integrales y otros carbohidratos complejos, como los que se encuentran en las frutas y vegetales, puede eliminar fácilmente ese ansia de azúcar.

Hay muchos carbohidratos complejos excelentes entre los que puedes elegir. Algunas de las mejores opciones que harán que esa ansia de azúcar desaparezca y pueda llenarlo incluyen guisantes, lentejas, frijoles, pasta, pan integral, vegetales verdes y batatas. Estos son capaces de proporcionar al cuerpo algo de energía que durará mucho más de lo que pueden proporcionar los carbohidratos simples o refinados, junto con una gran cantidad de nutrientes y vitaminas.

Sí, hay momentos en los que puede desear un carbohidrato simple, como un dulce, pero es sorprendente lo rápido que el cuerpo puede quemarlos y lo hambriento que se sentirá en poco tiempo, y esos azúcares le harán desear más azúcares y aumentar sus niveles de insulina y azúcar en la sangre.

Conclusión

Gracias por llegar hasta el final de Detox de Azúcar. Esperamos que haya sido informativo y capaz de proporcionarle todas las herramientas que necesita para alcanzar sus objetivos, cualesquiera que sean.

El azúcar está a nuestro alrededor. Es difícil de evitar. Muchas veces, estamos comiendo más azúcar de lo que creemos porque se agregó sin que lo supiéramos. Leer las etiquetas, saber qué alimentos contienen la cantidad de azúcar y ser realmente un consumidor inteligente sobre nuestra salud y los alimentos que comemos, es la mejor manera de asegurarnos de obtener alimentos que sean buenos y saludables para nosotros.

Esta guía tiene el objetivo de ayudarlo a comprender por qué el azúcar es tan malo, por qué necesita evitarlo y por qué a veces es tan difícil evitar el azúcar en primer lugar. En el pasado, nuestros antepasados tenían que depender del azúcar para evitar que murieran de hambre. Los azúcares eran una buena fuente de energía, una que podía almacenarse hasta más tarde y luego usarse durante una hambruna o períodos de tiempo más largos sin alimentos. Comer un montón cuando estaba disponible era una forma de sobrevivir.

Pero hoy, esto no es cierto. Muchos de nosotros vivimos en un mundo de abundancia, en el que podemos obtener alimentos, incluido el azúcar, en cualquier momento que queramos. Pero ese impulso primordial de comer tanta azúcar como podamos, solo en caso de una hambruna, todavía está allí, y puede ser realmente difícil de superar e ignorar.

Esta guía le dio las herramientas que necesita para dejar de depender tanto de azúcares y carbohidratos refinados. Hablamos sobre la importancia de una desintoxicación para limpiar el cuerpo y por qué los azúcares pueden ser tan malos para el cuerpo, y luego le proporcionamos una desintoxicación de azúcar que marcará la diferencia en su salud. Claro, comenzar una de estas desintoxicaciones puede ser difícil al principio, pero esa parte pronto pasará y sentirá la energía, la mejor perspectiva de la vida y todos los beneficios para la salud.

Reducir y eliminar los azúcares y los carbohidratos refinados de su dieta puede ayudar efectivamente a todos los aspectos de su salud. Comienza ayudando a su sistema inmunológico y reduciendo la inflamación en todo el cuerpo. Ambos se unen y forman la base de muchas afecciones de salud graves cuando no funcionan correctamente. Demasiados azúcares pueden arrojarlos y causar enfermedades, mientras que una desintoxicación puede aclarar ese problema y ayudarlo a recuperar su salud.

Una desintoxicación no tiene que ser aterradora, y no tiene que meterse con todo su estilo de vida. Está destinado a ser una forma de limpiar el cuerpo y ponerse en la mejor forma de su vida, con menos dolor, menos inflamación y menos enfermedades que antes. ¡Esta guía le proporcionará toda la información que necesita para comenzar con una desintoxicación de azúcar hoy!

Dieta de hígado graso en español/Fatty liver diet in Spanish:

Guía sobre cómo terminar con la enfermedad del hígado graso

Introducción

Tener un papel activo en su salud es importante. Si está preocupado por su hígado, es posible que haya oído hablar sobre la desintoxicación, limpieza o lavado del hígado. Su hígado, el segundo órgano más grande de su cuerpo, procesa medicamentos externos y nutrientes internos además de asegurarse de que su cuerpo elimine las toxinas potencialmente dañinas. Muchas personas deciden hacer una desintoxicación del hígado después de un consumo prolongado de alcohol procesado para ayudar a su cuerpo a eliminar estas toxinas. Otras personas recurren a una desintoxicación del hígado para ayudar en su vida diaria. Además, otros consideran una desintoxicación del hígado cuando han desarrollado una enfermedad hepática y están buscando opciones de tratamiento adicionales.

Al igual que otras desintoxicaciones, hay variaciones disponibles y ciertas cosas que debe saber antes de comenzar. Por ejemplo, hay diferentes alimentos y bebidas que son buenos para apoyar la salud de su hígado, y otros alimentos y bebidas que pueden ser dañinos. Algunas desintoxicaciones son mejores para un solo día, mientras que otras pueden durar hasta una semana o más. Algunas en realidad son muy poco saludables para su cuerpo, mientras que otras respaldan sus necesidades nutricionales. Estas son solo algunas de las razones por las que debe prestar atención a lo que elige hacer para desintoxicar su hígado y también para apoyar su salud en general.

Desintoxicar su hígado le ayuda de varias maneras. Primero, lo más probable es que comience a sentirse mejor al principio del proceso. Se sentirá más ligero, saludable y enérgico. En segundo lugar, ayudará a su cuerpo a comenzar a adaptarse a una dieta saludable en lugar de a consumir alimentos y bebidas poco saludables. Finalmente, comenzará a eliminar el exceso de toxinas y la acumulación de grasa de su cuerpo.

La razón por la que experimenta estos increíbles beneficios es que una desintoxicación del hígado, especialmente aquellos centrados en su salud y función hepática, elimina los alimentos procesados y el alcohol de su dieta por un período de tiempo. Los alimentos y bebidas en estas categorías son alimentos ricos en calorías, azúcar y grasas que no brindan un nivel proporcional de nutrientes. Otros beneficios incluyen un enfoque en los alimentos integrales, lo que significa que se eliminan muchos alimentos a los que las personas son sensibles. Por ejemplo, la mayoría de las desintoxicaciones requieren que dejes de comer alimentos y lácteos ricos en gluten.

Su hígado es de vital importancia para la función de su cuerpo, y realizar una desintoxicación del hígado es una excelente forma natural de apoyar la función saludable del hígado y curar el daño a su hígado. No siempre es posible reparar el daño existente, pero las desintoxicaciones pueden prevenir daños futuros y apoyar su salud general mientras tanto.

Los médicos dicen que las desintoxicaciones del hígado no son importantes para su salud o para el funcionamiento del mismo. No hay pruebas de que ayuden a eliminar las toxinas después de haber ingerido demasiada comida o alcohol. Tampoco hay evidencia de que reparen el daño hepático que ya ha sucedido.

Algunas cosas que debe saber sobre la seguridad de las desintoxicaciones hepáticas

Si ya tiene una enfermedad hepática, debe trabajar estrechamente con su equipo médico para tratar su hígado. Hable con ellos sobre una limpieza hepática y asegúrese de permanecer bajo su supervisión mientras completa la desintoxicación. Asegúrese de elegir una desintoxicación que sea buena para usted con un enfoque en la nutrición y la salud en lugar de la pérdida de peso o los aditivos químicos. Otras consideraciones incluyen:

- Tenga cuidado con los productos de desintoxicación del hígado disponibles para la venta en una tienda. Estos pueden contener ingredientes dañinos y también pueden hacer afirmaciones falsas con respecto a la seguridad y efectividad del producto.
- Un jugo que no está pasteurizado tiene el potencial de enfermarlo. El riesgo aumenta para las personas que tienen un sistema inmunológico débil y también para los ancianos.
- Otras enfermedades pueden empeorar con una desintoxicación del hígado. Por ejemplo, una desintoxicación hepática con jugos por 24 horas puede irritar y empeorar una enfermedad renal preexistente. El ayuno antes o durante la desintoxicación puede empeorar la hepatitis B. Si tiene alguna otra enfermedad y está considerando realizar una desintoxicación del hígado, asegúrese de hablar con su profesional médico sobre cualquier posible conflicto con la desintoxicación.
- La diabetes es otra enfermedad que requiere intervención y supervisión médica. Nuevamente, asegúrese de trabajar con su equipo médico para asegurarse de que su desintoxicación no interfiera con ninguna otra afección médica, como la diabetes.
- Pueden ocurrir efectos secundarios que incluyen deshidratación, dolores de cabeza, aturdimiento o debilidad, especialmente si elige ayunar como parte del proceso.

Mantenga su hígado saludable

La salud de su hígado está determinada por su genética y salud general. Su entorno, estilo de vida y dieta, también afectan la salud de su hígado. Hay cosas que puede hacer antes, durante y después de su desintoxicación para ayudar a mantener su salud general y la salud de su hígado. Algunas de las siguientes pautas son beneficiosas, especialmente si está predispuesto a la enfermedad hepática. Por ejemplo, un historial de enfermedad hepática en su familia o el consumo excesivo de alcohol puede aumentar la probabilidad de que desarrolle la enfermedad del hígado graso. Las pautas son las siguientes:

1. Reduzca su consumo de alcohol.
2. Todos los días, concéntrese en comer una dieta bien balanceada. Esto incluye proteínas, granos integrales, semillas, nueces, vegetales frescos y frutas.
3. Obtenga y mantenga un peso saludable para su edad, sexo y altura.
4. Trate de hacer ejercicio de moderado a alto todos los días. Si ha estado inactivo o solo mínimamente activo, asegúrese de trabajar con su profesional médico antes de adoptar cualquier cambio de estilo de vida nuevo.
5. La hepatitis es muy peligrosa para su salud general pero especialmente dañina para su hígado. Minimice la probabilidad de contraer hepatitis al:

    ➢ Evitar las relaciones sexuales sin protección con personas que no conoce bien.

- ➢ Sea condescendiente con salones de tatuajes acreditados y estériles para cualquier tatuaje que se haga.
- ➢ Use sus propios artículos domésticos, cepillos de dientes y maquinillas de afeitar.
- ➢ No uses drogas ilegales. Si decide utilizarlas, no comparta pajillas o agujas con otros.

Las principales razones para completar una desintoxicación del hígado para prevenir y curar la enfermedad del hígado graso

1. Bajar de peso.
2. La bilis es lo que elimina la grasa y las toxinas de su cuerpo y su hígado produce bilis. Esto significa que, para perder peso, necesita producir suficiente bilis para sacarla de su cuerpo. Si ha estado luchando para perder peso, esta podría ser la razón.
3. Eliminar los cálculos hepáticos.
4. Su hígado no solo acumula grasa; También puede acumular colesterol. Esto crea cálculos hepáticos y puede ser increíblemente doloroso y perjudicial para su salud.
5. Desintoxicación corporal general y apoyo a la salud.
6. Cuando hace una desintoxicación, elimina toxinas de su cuerpo. Cualquier exceso de toxinas puede dañar su cuerpo en múltiples lugares. Es por eso que una desintoxicación del hígado promueve su salud en todas las áreas.
7. 4. Mejora los niveles de energía.
8. El hígado elimina las toxinas y los nutrientes a través de su cuerpo.

9. Cuando no funciona correctamente debido a la acumulación de grasa, es posible que los nutrientes no lleguen al torrente sanguíneo como lo necesita. Esto puede hacerle sentir lento y fatigado. Cuando vuelva a funcionar el hígado, es probable que el aumento de nutrientes que llegue a su cuerpo también aumente sus niveles de energía.
10. Hace que parezca y se sienta más joven.
11. Su hígado afecta la salud y la apariencia de su piel. Cuando su hígado está sano, su piel se ve y se siente más saludable. Esta mejora externa le ayuda a verse y sentirse más joven.

Capítulo 1: ¿Qué es la enfermedad del hígado graso?

En pocas palabras, la enfermedad del hígado graso es una afección hepática causada por una acumulación de grasa en el órgano. El cuerpo humano tiene solo otro órgano que es más grande que el hígado, la piel y ningún órgano interno más grande que el hígado. Las muchas funciones del hígado incluyen eliminar toxinas nocivas, procesar la grasa del torrente sanguíneo y ayudar en la función de coagulación de la sangre.

Cuando el hígado deja de funcionar correctamente, la grasa comienza a acumularse. Algunas de las razones por las que el hígado deja de funcionar correctamente incluyen alcohol, hepatitis C, reacciones a varios medicamentos y problemas metabólicos raros. Las condiciones durante el embarazo también pueden causar acumulación de grasa en el hígado para las mujeres. Hay una categoría especial designada para otras situaciones que conducen a la acumulación de grasa en el hígado; NAFLD o enfermedad del hígado graso no alcohólico. La grasa generalmente se acumula en el hígado debido a la obesidad, la diabetes o la prediabetes. Debido al aumento de los síndromes metabólicos y la obesidad en Estados Unidos, muchos médicos creen que es por eso que la enfermedad del hígado graso también está en aumento.

Enfermedad del hígado graso relacionada con el alcohol o ALD

La ALD, o enfermedad del hígado graso relacionada con el alcohol, es causada por el consumo excesivo de alcohol a lo largo del tiempo. Los síntomas de ALD incluyen dolor en el hígado y el abdomen o un hígado agrandado. Los síntomas y los efectos de la enfermedad del hígado graso relacionada con el alcohol generalmente mejorarán con el tiempo si la persona deja de beber alcohol. Si esa persona sigue bebiendo, la ALD puede provocar hepatitis alcohólica o cirrosis alcohólica. La cirrosis alcohólica del hígado en última instancia puede conducir a insuficiencia hepática, que puede conducir a la muerte. La ALD puede comprender cirrosis alcohólica, hepatitis alcohólica aguda y esteatosis hepática simple. Tener todas estas enfermedades a la vez es factible.

Cuando alguien se abstiene del alcohol, el hígado generalmente volverá a la normalidad. A pesar del excelente pronóstico para la esteatosis alcohólica a corto plazo, cuando se siguió a los pacientes después del tratamiento, se descubrió que aquellos con cambios en sus vidas debido al abuso de alcohol en el pasado tenían más probabilidades de desarrollar cirrosis que otros con función hepática normal. Los médicos usan el abuso continuo de alcohol, el género y la esteatosis extrema para predecir los factores de riesgo del paciente para desarrollar cirrosis y fibrosis. Las mujeres tienen un mayor riesgo que los hombres.

Cuando el hígado se ha dañado gravemente durante un período prolongado, la mayoría de los profesionales médicos consideran que el resultado de la cirrosis alcohólica es irreversible. Actualmente se están realizando estudios que indican que algunos resultados, como la cirrosis y la fibrosis, pueden revertirse según la causa y el paciente. Por ejemplo, los pacientes estudiados con cirrosis alcohólica descompensada que recibieron un trasplante de hígado experimentaron resultados similares a los de otros pacientes con trasplante de hígado por otras razones. Su tasa de supervivencia a cinco años fue de aproximadamente el 70%.
Los síntomas manifestados de la hepatitis alcohólica varían debido al amplio rango de gravedad de la enfermedad. El vómito, las

náuseas, la distensión abdominal y el dolor, la pérdida de peso y la anorexia son síntomas leves e inespecíficos. La encefalopatía, la fiebre, el angioma de araña, la ascitis, la ictericia, la insuficiencia hepática y la hepatología son síntomas más específicos y graves. La encefalopatía, la fiebre, el angioma de araña, la ascitis, la ictericia y la hepatomegalia son síntomas físicos notables.

La hepatitis alcohólica o la enfermedad del hígado graso no siempre preceden a la cirrosis alcohólica establecida. Puede comenzar la descompensación sin la presencia de ninguno. Además, la hepatitis alcohólica aguda puede diagnosticarse con cirrosis alcohólica. Otras causas de cirrosis no pueden diferenciarse de los signos y síntomas de la cirrosis alcohólica. Algunos de los síntomas y signos de los pacientes incluyen:

- Complicaciones de hipertensión portal; por ejemplo, encefalopatía hepática, ascitis y sangrado varicoso.
- Resultados de laboratorio inusuales; por ejemplo, coagulopatía, hipoalbuminemia y trombocitopenia.
- Prurito
- Ictericia

A un paciente que está siendo evaluado por resultados inusuales de pruebas de funciones hepáticas, se le observan los niveles elevados de aminotransferasa, el cual es el método de diagnóstico más común para la enfermedad del hígado graso. No hay una prueba específica disponible para la enfermedad del hígado graso. Con mayor frecuencia se diagnostica cuando los niveles de aminotransferasa de un paciente son más del doble de los límites normales y los resultados de una ecografía. Por lo general, los hallazgos de una ecografía revelan un hígado con hiperecoica y puede o no tener hepatomegalia.

Las imágenes de resonancia magnética y las tomografías computarizadas o las exploraciones de tecnología computarizada se utilizan para diagnosticar la cirrosis. Al revisar los resultados de la IRM, pueden presentarse características únicas con la enfermedad hepática relacionada con el alcohol. Por ejemplo, es notable si el hígado de un paciente tiene un lóbulo caudado más grande, la muesca hepática en el lado derecho es más obvia o los nódulos regenerativos son más grandes. Por lo general, no es necesario realizar una biopsia hepática para diagnosticar la enfermedad del hígado graso; sin embargo, puede solicitarse para determinar si no hay fibrosis o esteatohepatitis.

La necrosis y la inflamación del hígado son los síntomas más comunes y reconocibles de la hepatitis alcohólica. Estas características son las más notables en la región centrilobular del acino hepático. La hipertensión portal reversible y la compresión sinusoide se producen cuando los hepatocitos se vuelven típicamente distendidos. Las células inflamatorias penetran las células mononucleares y las células polimorfonucleares. Estas células inflamatorias están situadas típicamente cerca de los hepatocitos necróticos y en los sinusoides. Los cuerpos de Mallory y la infiltración grasa también suelen estar presentes en pacientes con hepatitis alcohólica. Los cuerpos de Mallory son agregaciones del perinuclear intracelular, que es la tinción de hematoxilina-eosina por filamentos intermedios eosinófilos. Estos resultados son indicadores adicionales de hepatitis alcohólica, pero no son necesarios para diagnosticar la enfermedad ni son específicos de la enfermedad.

Para los pacientes que abusan significativamente del alcohol, los profesionales médicos buscan los signos tradicionales asociados con la etapa final de la enfermedad hepática para diagnosticar la cirrosis alcohólica. Es probable que estos pacientes no compartan con precisión su consumo de alcohol, lo que hace que las conversaciones con amigos y familiares sean importantes para estimar la cantidad de alcohol que el paciente consume típicamente.

Las complicaciones de la hipertensión portal, como la encefalopatía hepática, el sangrado varicoso y la ascitis, pueden estar presentes en pacientes con cirrosis alcohólica. No hay hallazgos claros en patología que distingan la enfermedad hepática avanzada causada por el alcohol o por varias otras causas. Esto es especialmente cierto cuando el paciente se encuentra en la etapa final de la cirrosis alcohólica pero no tiene hepatitis alcohólica aguda.

La combinación de perspicacia clínica, valores de laboratorio y hallazgos físicos son un método preciso para diagnosticar clínicamente la enfermedad hepática alcohólica. No siempre es necesaria una biopsia del hígado, pero puede ser aceptable en algunos casos. Por lo general, cuando no está claro si este es el diagnóstico correcto, un profesional médico requerirá una biopsia. Es probable que más del 30% de los pacientes tengan sospechas clínicas incorrectas de hepatitis alcohólica. Realizar una biopsia puede confirmar el diagnóstico. Además, una biopsia puede ayudar a tomar decisiones sobre la terapia hepática, ofrecer un pronóstico, determinar la cantidad de daño presente y también descartar causas adicionales inesperadas de enfermedad hepática.

Enfermedad del hígado graso no alcohólico o NAFLD

La enfermedad del hígado graso no alcohólico tiene algunas formas diferentes y sirve como un término de base amplia para una variedad de afecciones hepáticas. La enfermedad simple del hígado graso indica que el hígado tiene altos niveles de grasa almacenada, pero es posible que no presente ningún daño o inflamación en este hígado. El hígado graso simple generalmente no empeorará y no causa ningún problema de salud importante relacionado con el hígado y es el tipo más común en personas con NAFLD.

La esteatohepatitis no alcohólica, o comúnmente llamada NASH, es un tipo adicional. NASH significa que el hígado tendrá inflamación y posible daño a las células del hígado. Tanto la inflamación como el daño celular pueden provocar problemas de salud graves, como cáncer de hígado, cirrosis y cicatrización del hígado y la insuficiencia hepática. NASH es un tipo mucho menos común de NAFLD, pero el consumo excesivo de alcohol causa daños que son comparables al daño de NASH.

La presencia común de enfermedad del hígado graso no alcohólico es común en las naciones occidentales, pero se extiende por todo el mundo. De hecho, la enfermedad del hígado graso no alcohólico es la enfermedad hepática crónica más común en los Estados Unidos en la actualidad. Afecta principalmente a personas de entre 40 y 50 años que tienen diabetes tipo dos o pueden tener un mayor riesgo de enfermedad cardíaca. El síndrome metabólico, que incluye aumento de la grasa abdominal, presión arterial alta y triglicéridos, y la capacidad del cuerpo para usar insulina, están estrechamente relacionados con la enfermedad del hígado graso no alcohólico.

Una enfermedad del hígado graso no alcohólico puede ser sin síntomas al principio o para siempre. Cuando los síntomas de la enfermedad están presentes, pueden comprender agrandamiento del hígado, sensación extrema de cansancio o incomodidad en el lado derecho del área abdominal cerca del hígado.

Los signos de esteatohepatitis no alcohólica y cirrosis incluyen grandes vasos sanguíneos debajo de la piel e hinchazón en el bazo o el abdomen, la piel y los ojos que comienzan a ponerse de color amarillo, enrojecimiento de las palmas y crecimiento de los senos en los hombres. Con estos síntomas presentes, hacer una cita con un médico es crucial.

No está claro para los expertos por qué algunos pacientes desarrollan una acumulación de grasa en el hígado y otros no desarrollan esta enfermedad. Además, los expertos no están seguros de por qué algunos casos involucran inflamación, lo que eventualmente conduce a cirrosis, y otros casos no. Los siguientes vínculos comunes entre la esteatohepatitis no alcohólica y la enfermedad del hígado graso no alcohólico son:

1. Pacientes obesos o con sobrepeso.
2. Pacientes con resistencia a la insulina. La resistencia a la insulina significa que sus células no absorben el azúcar debido a cómo responde a la hormona llamada insulina.
3. Pacientes con hiperglucemia o azúcar alta en la sangre. Los pacientes que presentan este síntoma tienen diabetes tipo 2 o son pre-diabéticos.
4. La sangre del paciente tiene altos niveles de triglicéridos o niveles elevados de grasa.

Una combinación de estos diferentes problemas que un paciente podría presentar puede conducir a la acumulación de grasa en el hígado. Ocasionalmente, algunos pacientes desarrollan fibrosis, o los tejidos cicatriciales de su hígado se acumulan porque su hígado se inflama y se produce esteatohepatitis no alcohólica. Esto sucede cuando el cuerpo del paciente reacciona al aumento de los niveles de grasa como una toxina.

Factores de riesgo

Hay muchas afecciones y enfermedades que pueden aumentar su riesgo de desarrollar la enfermedad del hígado graso no alcohólico. Algunos de estos factores de riesgo incluyen:

- Hipotiroidismo o una tiroides que es poco activa
- Hipopituitarismo o una glándula pituitaria que es poco activa.
- Diabetes tipo 2
- Trastornos del sueño como la apnea del sueño.
- Síndrome de ovario poliquístico
- Concentraciones de grasa abdominal en pacientes obesos.
- Síndrome metabólico
- Aumento de la grasa en la sangre, especialmente los triglicéridos.
- Colesterol alto

Las personas con mayor riesgo de desarrollar esteatohepatitis no alcohólica incluyen:

- Los ancianos
- Pacientes con diabetes, incluidos los tipos 1 y 2.
- La concentración de grasa abdominal en un paciente de cualquier peso, sin embargo, es más probable en pacientes con sobrepeso y obesidad.

Es necesario realizar pruebas adicionales para determinar la diferencia entre la esteatohepatitis no alcohólica y la enfermedad del hígado graso no alcohólico. Las pruebas más utilizadas incluyen aspartato transaminasa y alanina transaminasa elevada. Además, muchos expertos utilizarán estudios de imágenes para ayudarlos a diagnosticar a un paciente con enfermedad del hígado graso no alcohólico. La ecografía y la tomografía son dos de los tipos de imágenes más utilizados al diagnosticar la enfermedad del hígado graso no alcohólico, sin embargo, ninguno de los procedimientos puede distinguir la esteatosis y la esteatohepatitis.

Los expertos están en controversia sobre el uso de una biopsia de hígado para diagnosticar la enfermedad del hígado graso no alcohólico. Los profesionales médicos que sostienen que una biopsia de hígado es innecesaria, citan las siguientes razones:

1. Riesgos asociados con una biopsia.
2. Pocas terapias convencionales disponibles y efectivas.
3. La enfermedad es generalmente benigna.

Existen pocos riesgos asociados con la realización de una biopsia hepática, pero hasta el 30% de los pacientes informan dolor transitorio, casi el 3% de los pacientes informan dolor intenso. Menos del 3% de los pacientes que se someten a una biopsia hepática experimentan complicaciones sustanciales. A pesar de la controversia sobre la realización de una biopsia de rutina, generalmente se recomienda que los pacientes con enfermedad hepática avanzada se realicen una biopsia.

Además, los pacientes que realizan cambios significativos en el estilo de vida pero que aún tienen enzimas hepáticas elevadas continuamente deben considerarse para una biopsia hepática. El paciente debe incluirse en la decisión de realizar una biopsia hepática y la Asociación Estadounidense de Gastroenterología lo recomienda para basar la decisión de realizar una biopsia en cada caso individual y que el momento debe ser apropiado para el cuidado del paciente.

Cáncer de hígado

La cirrosis es la complicación principal de la esteatohepatitis no alcohólica y la enfermedad del hígado graso no alcohólico. La cirrosis es fibrosis o cicatrización en etapa avanzada, en el hígado. Una lesión en el hígado, como la inflamación de la esteatohepatitis no alcohólica, hace que el hígado responda en forma de cirrosis. El hígado desarrolla fibrosis o tejido cicatricial para combatir y disminuir la inflamación que está experimentando. A medida que la inflamación persiste, los tejidos cicatriciales continúan acumulándose en el hígado. La cirrosis que permanece sin tratamiento puede desarrollar:

- Fallo en la etapa final del hígado. Esto significa que el hígado deja de funcionar.
- Cáncer de hígado.
- La encefalopatía hepática o el habla se arrastran y el paciente se siente somnoliento y confundido.
- Las várices esofágicas o las venas del esófago se hinchan. Esto puede ocasionar ruptura de venas y hemorragia interna.
- Ascitis o acumulación de líquido abdominal.

Los pacientes diagnosticados con esteatohepatitis no alcohólica tienen una probabilidad del 20% de progresión a cirrosis.

En los Estados Unidos, una de las principales causas del carcinoma hepatocelular es la enfermedad hepática no grasa alcohólica o NAFLD. Entre 2004 y 2009, el carcinoma hepatocelular en pacientes con enfermedad del hígado graso aumentó 5% cada año.

Además, los pacientes con enfermedad del hígado graso tienen tiempos de supervivencia más cortos que los que no lo tienen y, cuando se les diagnostica, el tumor a menudo está más avanzado que aquellos que desarrollan este cáncer sin enfermedad del hígado graso. Debido a las complicaciones avanzadas de la enfermedad del hígado graso, el trasplante de hígado con carcinoma hepatocelular es menos común.

En un estudio realizado durante un período de cinco años, los pacientes con cáncer de hígado con enfermedad del hígado graso a menudo fueron diagnosticados a una edad más avanzada, eran típicamente caucásicos y tenían tumores avanzados. Su tasa de supervivencia para el cáncer de hígado relacionado con la enfermedad del hígado graso también fue cuatro meses menor que aquellos sin la enfermedad del hígado graso. El estudio realizado en estos pacientes es extremadamente significativo debido a la cantidad sustancial de participantes.

La cirrosis es una indicación de cáncer de hígado, pero no siempre, especialmente si el paciente tiene la enfermedad del hígado graso. Eso es lo que hace que sea tan difícil de detectar y por qué las tasas de mortalidad son pobres. Un paciente que tiene la enfermedad del hígado graso y es obeso generalmente será monitoreado con mayor frecuencia que los pacientes con un peso normal que tienen la enfermedad del hígado graso, principalmente porque la combinación de las dos enfermedades puede ser un riesgo mayor.

Capítulo 2: Cómo funciona el hígado y los tipos de enfermedad hepática

Solo las vértebras tienen hígado. No importa la vértebra que tenga hígado, su papel es similar. Los metabolitos específicos se desintoxican del cuerpo, las proteínas se sintetizan y la producción de bioquímicos ayuda a la digestión. En humanos, también es responsable de regular el almacenamiento de glucógeno, descomponer los glóbulos rojos y producir varias hormonas.

Ubicado sobre los intestinos, el riñón derecho y el estómago, y debajo del diafragma, se encuentra el hígado. Ocupa la sección derecha de la cavidad de su abdomen. Hay varias funciones que cumple este órgano rojo marrón oscuro. La sangre ingresa al hígado desde dos vías principales: la vena porta hepática suministra sangre rica en nutrientes y la arteria hepática suministra sangre llena de oxígeno.

Los lóbulos dobles del hígado tienen cada uno sus ocho secciones. Dentro de cada sección, hay alrededor de mil lóbulos. El conducto hepático común está formado por grandes conductos que se astilla en conductos más pequeños con lóbulos conectados en los extremos. La función del conducto hepático común es mover la bilis de las células hepáticas a la porción inicial del intestino delgado llamada duodeno y la vesícula biliar. Los hepatocitos están contenidos principalmente en el tejido del hígado. Estos regulan una gran cantidad de reacciones de alto volumen bioquímico. Estas reacciones incluyen moléculas pequeñas y complejas que se sintetizan y descomponen. Muchas de estas reacciones son fundamentales para las funciones vitales del cuerpo.

El hígado expulsa la bilis que produce, pero también controla la sangre y ajusta el contenido químico según sea necesario. La bilis es fundamental para descomponer la grasa para que el cuerpo pueda absorber y digerir los nutrientes necesarios. El hígado monitorea toda la sangre que pasa desde los intestinos y el estómago. Cuando la sangre ingresa al hígado, el hígado determina cualquier desequilibrio y lo ajusta según sea necesario, así como también transmite los nutrientes necesarios para una función corporal saludable.

Muchos medicamentos están diseñados para descomponerse y dispersarse a través del hígado. El hígado es efectivo para administrar el medicamento en la sangre de la manera más fácil para que el cuerpo lo procese. El hígado proporciona algunas de las funciones más vitales para el cuerpo. La siguiente lista contiene una breve lista de las funciones más reconocibles del hígado:

1. Se aferra y dispersa la glucosa cuando el cuerpo la necesita.
2. Aporta grasa al cuerpo al producir proteínas y colesterol únicos.
3. Desarrolla proteínas específicas necesarias para el plasma en la sangre.
4. Ayuda al proceso digestivo que comienza en el intestino delgado al separar las grasas y eliminar los desechos debido a la producción de bilis.
5. Se aferra al hierro para ayudar en el procesamiento de la hemoglobina.
6. El amoníaco de urea, que es perjudicial para su cuerpo, se convierte en desechos. La orina elimina el producto final del metabolismo de la proteína, la urea.
7. Limpia la sangre de toxinas dañinas como las drogas.
8. Asegura que cualquier coagulación de la sangre esté regulada.

9. Elimina las bacterias del torrente sanguíneo y desarrolla factores inmunes para ayudar al cuerpo a resistir diversas infecciones.
10. Ayuda al cuerpo a eliminar las reservas de bilirrubina. Si el cuerpo retiene demasiada bilirrubina, los ojos y la piel adquieren un tono amarillento.

El torrente sanguíneo o la bilis transporta toxinas dañinas fuera de su cuerpo después de que el hígado las haya descompuesto. Las heces salen del cuerpo desde el intestino, que se llena con los subproductos de la bilis producidos por el hígado. Si un subproducto de la bilis se filtra primero a través de los riñones, deja el cuerpo en forma de orina.

El hígado es una glándula que ayuda a las digestiones porque crea esta bilis. La bilis creada es lo que el cuerpo usa para descomponer la grasa y es un compuesto alcalino. Cuando la grasa se descompone, los lípidos permanecen. La bilis emulsiona los lípidos, que es cómo ayuda a la digestión. Durante muchos años, la función del órgano directamente debajo del hígado, la vesícula biliar, tenía una función necesaria desconocida. Sin embargo, la investigación continua muestra que la vesícula biliar ayuda al hígado almacenando la bilis. Hasta el día de hoy, nadie está seguro de cuántas funciones realiza el hígado en la vida de los humanos, pero algunos textos estiman que tiene alrededor de 500 roles diferentes.

Si el hígado deja de funcionar correctamente, hay algunas opciones de tratamiento. A largo plazo, se desconoce cómo es mejor compensar la pérdida de función en el hígado. La diálisis hepática a corto plazo parece ser beneficiosa, pero no es una solución a largo plazo. No hay hígados artificiales que se hayan desarrollado para reemplazar o soportar un hígado defectuoso. La única solución factible a largo plazo en este momento para un hígado fallido es un trasplante de hígado.

1.

2. ¿Cuáles son los diferentes tipos de enfermedades hepáticas?

La causa del problema específico es lo que se usa para clasificar los diversos tipos de enfermedades hepáticas. La hepatitis, o inflamación del hígado, conduce a la mayoría de las diversas enfermedades del hígado. La hepatitis varía de mortal y crónica a no grave y aguda. Otras veces, el problema es una parte asociada que afecta la función del hígado, por ejemplo, el conducto biliar. Esto significa que la enfermedad o el problema no reside en el hígado en sí, sino que puede hacer que el hígado deje de funcionar correctamente.

Infecciones virales

Las infecciones virales son uno de los desarrollos más típicos de la enfermedad hepática. Estas infecciones inflaman el hígado y se debe principalmente a la hepatitis. Las infecciones virales se clasifican en A, B, C, D o E según las diversas cepas. La hepatitis B es una infección viral transmitida por sangre o contacto sexual. La hepatitis A se transmite por los alimentos.

Infecciones parasitarias del hígado

Con el tiempo, el hígado también puede ser dañado por parásitos que infectan el hígado. Los trematodos hepáticos o trematodos sanguíneos, diferentes tipos de gusanos planos o trematodos, son la infección parasitaria hepática más común. Los caracoles, vacas y ovejas son los portadores más comunes de estos gusanos. Los humanos contraen estos gusanos cuando ingieren alimentos o agua que tiene huevos o gusanos inmaduros.

Enfermedad hepática alcohólica

Beber alcohol durante períodos prolongados es otra causa de enfermedad hepática. El consumo excesivo de alcohol provoca daños e inflamación del hígado. Un paciente con esta enfermedad generalmente ha abusado del alcohol durante un período de tiempo prolongado y provoca insuficiencia hepática. A veces, esta enfermedad puede detectarse en sus primeras etapas y puede reducirse cuando se detiene el consumo de alcohol. La hepatitis por alcohol es hepatitis tóxica.

El alcohol no es la única causa de hepatitis tóxica. Varios otros químicos pueden dañar e inflamar el hígado. Algunos de estos productos químicos incluyen medicamentos de venta libre y recetados, suplementos herbales y nutricionales y productos químicos industriales como herbicidas y productos de limpieza.

Repercusiones autoinmunes

Cuando su niño comienza a atacarse a sí mismo, se conoce como hepatitis autoinmune o enfermedad hepática autoinmune. A veces se desconoce por qué el sistema inmunológico ataca el hígado y el cuerpo, mientras que otras veces se puede rastrear hasta una fuente. Por ejemplo, hay ciertos genes que pueden causar que esto ocurra. Después de un ataque prolongado por parte del sistema inmunológico, el hígado finalmente se inflama y daña. La colangitis esclerosante primaria y la cirrosis biliar primaria son ejemplos de enfermedades autoinmunes que pueden causar esta forma de enfermedad hepática.

Desordenes genéticos

Los genes y los trastornos genéticos a menudo se heredan y conducen a diversas formas de enfermedad hepática. Las familias a menudo experimentan problemas generacionales con su función hepática. Algunas de estas enfermedades hepáticas genéticas incluyen la enfermedad de Wilson, la hiperoxaluria y la hemocromatosis. Se acumulan diferentes sustancias en el hígado cuando un paciente sufre de uno de estos tipos de enfermedades. El cobre se acumula en el hígado en pacientes con la enfermedad de Wilson, por ejemplo.

Crecimientos, tumores y cáncer

El hígado también puede tener una variedad de tumores, así como también cáncer. Los crecimientos pueden ser tanto no cancerosos como benignos o pueden ser cancerosos o malignos. Los hepatocitos, las células en el hígado, causan un cáncer de hígado llamado cáncer hepatocelular. Un tumor benigno es a veces un adenoma hepático. Otro tumor benigno es un absceso hepático. Un absceso hepático hace que se acumule pus en el tejido del hígado. El cáncer en el conducto biliar puede evitar que el hígado funcione correctamente, pero también puede extenderse al hígado.

Cirrosis

Cuando el hígado se cicatriza y se destruye el tejido, se llama cirrosis. Esta es la etapa final de la enfermedad hepática. Los períodos prolongados de enfermedad hepática o hepatitis alcohólica son dos de las razones más comunes para que ocurra cirrosis. Cuando esto ocurre, no se puede revertir. La cirrosis conducirá a la muerte eventualmente.

Condiciones hepáticas pediátricas

En bebés y niños, el hígado puede presentar síntomas, pero generalmente solo si está gravemente dañado. Esto se debe a que el hígado puede regenerarse y su capacidad de reserva es grande, especialmente en niños. Algunas de las enfermedades hepáticas que son comunes en los niños incluyen tumores benignos, hemangioma hepático, histiocitosis de células de Langerhans, síndrome de alagille, colestasis intrahepática familiar progresiva, atresia biliar y deficiencia de alfa-1 antitripsina. Los tumores benignos se consideran congénitos y son la forma predominante de tumores hepáticos en niños.

Una enfermedad hepática poliquística es otro trastorno que comienza en la gestación y se desarrolla a lo largo de la vida del paciente. Es una enfermedad genética, es decir, se ejecuta en la línea familiar. Este trastorno hace que aparezcan varios quistes en el tejido del hígado. Estos quistes suelen aparecer más adelante en la vida. También son típicamente asintomáticos. Todas estas enfermedades, incluidas las enumeradas anteriormente, pueden conducir al trastorno del proceso del hígado.

Señales de problemas hepáticos

El grado y los síntomas experimentados con la enfermedad hepática varían de persona a persona y de enfermedad a enfermedad. A pesar de esto, la acción resultante sobre el hígado produce signos comunes, incluso si no hay otros síntomas. Esto es especialmente cierto cuando la enfermedad se encuentra en una etapa temprana.

Ictericia u ojos y piel amarillentos

Una de las señales más comunes de que hay algo mal en el hígado es la decoloración de los ojos y la piel. Un paciente que padece una enfermedad hepática a menudo tendrá un tinte amarillo en la parte blanca de los ojos y en toda la piel. El color amarillento de la piel y la decoloración de los ojos se llaman ictericia. Cuando la sangre se descompone, los glóbulos rojos crean bilirrubina que el cuerpo necesita excretar. Esto generalmente se elimina a través de la bilis. Cuando el hígado no funciona correctamente, no excreta esto, causando la decoloración porque la bilirrubina comienza a acumularse en todo el cuerpo. Además del color amarillo, la piel puede picar.

Orina oscura y / o heces pálidas

Además, el color amarillento de la piel y los ojos, las heces y la orina pueden decolorarse. La bilis sale del cuerpo generalmente a través de las heces y algo a través de la orina, que es cómo se excreta normalmente la bilirrubina. La bilirrubina y la bilis son la razón por la cual las heces son de color marrón. Cuando el hígado no funciona y la bilirrubina se acumula en el cuerpo, no se excreta a través de las heces o la orina. Cuando esto sucede, el color de las heces se vuelve más pálido. Los riñones comienzan a compensar el exceso de bilirrubina e intentan expulsarlo más a través de la orina. Esto hace que el color de la orina sea más oscuro.

Dolor en el hígado

La intensidad y la naturaleza del dolor en el hígado pueden variar, y no ocurre en todas las enfermedades hepáticas. El dolor en el hígado se encuentra debajo de la caja torácica derecha, en la parte superior derecha del abdomen. Los hígados de la mayoría de las personas se sientan en este lugar en su cuerpo. Una pequeña parte del hígado se extiende sobre la mitad del cuerpo hacia la parte superior izquierda del abdomen, por lo que también es posible sentir dolor aquí, pero es poco común.

Fácil de magullar

Otra señal de que hay algo mal con el hígado es poder magullar fácilmente. Este síntoma puede estar relacionado con una variedad de problemas, por lo que no está aislado directamente con enfermedad hepática; Sin embargo, puede indicar que algo está mal con el hígado. Esto es especialmente probable si se producen moretones fáciles junto con cualquiera de los otros síntomas enumerados anteriormente. La coagulación de la sangre es controlada en parte por el hígado cuando funciona correctamente. Cuando no es así, el hígado podría ser incapaz de crear suficientes proteínas para coagular la sangre y evitar hematomas. Es por eso que los moretones pueden ocurrir fácilmente, incluso si la lesión fue la única menor.

Señales adicionales a tener en cuenta:

- Cansancio extremo o fatiga.
- Hinchazón del abdomen con exceso de líquido o ascitis.
- Hinchazón adicional con exceso de líquido no en el abdomen.
- Poco apetito.
- Episodios de vómitos o náuseas.

Diagnóstico de enfermedad hepática

Las pruebas generalmente se realizan en un paciente cuando se sospecha una enfermedad hepática. Estas pruebas generalmente incluyen análisis de sangre. Estas pruebas buscan marcadores específicos. Por ejemplo, la inflamación o lesión aparece en la respuesta del hígado por la producción de reactivos de fase aguda.

Capítulo 3: ¿Qué es una desintoxicación del hígado?

Antes de embarcarse en una desintoxicación del hígado, es importante que conozca la variedad de formas que puede tomar una desintoxicación y también las precauciones asociadas. La limpieza o la desintoxicación de los enjuagues hepáticos, términos que generalmente se usan indistintamente, son un método para ayudar al hígado a eliminar toxinas. ¡Algunos programas incluso afirman que puede purgar los cálculos biliares!

Antes de comenzar cualquier programa de desintoxicación del hígado, asegúrese de revisar qué síntomas pueden ocurrir, qué signos debe tener en cuenta que podrían indicar una reacción adversa y qué podría conducir a situaciones potencialmente dañinas.

Hay muchas desintoxicaciones o descargas que puede elegir y esta variedad abre la puerta para que algunos planes sean etiquetados como seguros y efectivos cuando en realidad es dañino e ineficaz. Tenga en cuenta las opciones disponibles y utilice su mejor criterio antes de comenzar cualquier nuevo plan de dieta o estilo de vida.

Las desintoxicaciones hepáticas más comunes

1. Master Cleanse, también conocido como la dieta de la limonada
2. Una dieta centrada en la inanición menor, los participantes solo beben una bebida especial de limón durante diez días mientras se complementan con laxantes y agua salada para ayudar en la defecación. Las dietas de inanición son populares por una variedad de razones, pero desafortunadamente, hacen cosas peores para su cuerpo

que buenas. Disminuyen la velocidad de su metabolismo y pueden causar otros problemas de salud como deshidratación y microorganismos alterados. El uso de laxantes puede reducir los electrolitos e interferir con las deposiciones. Los laxantes también pueden interrumpir la actividad normal de los microorganismos, interrumpiendo las funciones digestivas. Otro efecto secundario potencialmente mortal de esta dieta, especialmente cuando se usa repetidamente, es un ácido elevado en la sangre, llamado acidosis metabólica. Esta dieta puede alterar el equilibrio de alcalinos y ácidos en el cuerpo, causando graves complicaciones de salud. Otra complicación es la producción de cálculos biliares. Finalmente, el uso excesivo de laxantes puede crear daños en el tracto gastrointestinal y desarrollar una dependencia de los laxantes para su eliminación.
3. Riego de colon, también conocido como colon
4. Al igual que un enema, esta descarga implica el flujo de agua a través de un tubo que se inserta en el recto para eliminar el colon. El propósito es ayudar a eliminar la acumulación de toxinas en el colon. Los problemas con este tipo de descarga son los incómodos efectos secundarios. Por ejemplo, se informan vómitos, náuseas, hinchazón y calambres, incluso cuando un profesional experimentado realiza el procedimiento. La deshidratación es otro efecto secundario común. Los problemas de salud más graves incluyen infecciones de intestino perforado, colon o intestino y niveles de electrolitos peligrosamente alterados.
5. Vesícula biliar o enjuague hepático
6. A Randolph Stone se le atribuye esta desintoxicación. Stone instruyó a sus participantes a comer principalmente manzanas y beber jugo de manzana. Debían comer solo

frutas y vegetales y beber té de hierbas y aceite de oliva. Además, se suponía que debían inyectar un laxante, típicamente agua con sal de Epsom. Esta forma de desintoxicación es peligrosa porque es una forma de ayuno y también usa en exceso los laxantes. Ambas prácticas pueden ser muy peligrosas para su salud. Además, apuntar al hígado de tal manera puede liberar potencialmente un cálculo biliar de la vesícula biliar. Para las personas que tienen cálculos biliares, muchos no los conocen hasta que se alojan en el conducto de la vesícula biliar. Cuando esto ocurre, es muy doloroso y se requiere cirugía de emergencia.
7. Coma alimentos para limpiar el hígado, también conocido como la dieta de desintoxicación
8. Algunos alimentos están cargados de toxinas adicionales que pueden "empantanar" el hígado. Por ejemplo, los alimentos como el azúcar, los productos químicos, las grasas y el alcohol pueden cargar el hígado. En esta dieta, se deben evitar estos tipos de alimentos. En cambio, los participantes se centran en alimentos que apoyan el hígado, como manzanas, nueces, alcachofas, diente de león, pomelo y limón. Este es un enfoque seguro para la desintoxicación, especialmente cuando se combina con una ingesta adecuada de calorías, carbohidratos y proteínas.
9. Suplementos herbales para la desintoxicación
10. Muchos nutracéuticos están disponibles para ayudar en la desintoxicación del hígado. Por ejemplo, se ha demostrado que la cúrcuma, la vitamina C, la N-acetil-cisteína, el ácido alfa R-lipoico y el cardo mariano apoyan el hígado. A nivel celular, los diversos suplementos ayudan con la desintoxicación. Además, pueden proteger contra daños. Es posible tener una sensibilidad o alergia a los diversos suplementos herbales. Antes de tomar algo nuevo,

asegúrese de leer y cumplir las instrucciones. Además, tenga en cuenta cualquier reacción o efecto adverso que pueda causar.

Síntomas comunes de desintoxicación

Además de los síntomas descritos anteriormente, los siguientes síntomas son comunes durante una desintoxicación del hígado:

- Influenza o el resfriado común
- Congestión en la cavidad sinusal.
- Problemas para dormir
- Dolor de cuerpo
- Heces que huelen mal
- Diarrea
- Tos
- Niebla mental o confusión
- Irritabilidad
- Ansiedad
- Mareos
- Acné
- Reacciones cutáneas
- Olor corporal intenso o diferente
- Cansancio extremo o fatiga

La mayoría de las veces, estos síntomas son una indicación de que su cuerpo está eliminando toxinas de las células grasas a través del torrente sanguíneo. Si los síntomas no son severos, normalmente desaparecerán una vez que el cuerpo haya eliminado todas las toxinas.

Es típico que algunas personas reaccionen de manera diferente a la limpieza que otras personas. Antes de comenzar una desintoxicación del hígado, asegúrese de consultar a su profesional de la salud. Busque el apoyo y la orientación de un médico, especialmente si tiene una o más de las siguientes condiciones:

- Enfermedad crónica de hígado o riñón.
- Problemas con el colon, incluyendo cáncer de colon, enfermedad de Crohn, diverticulitis o síndrome del intestino irritable.
- Personas mayores o niños.
- Lactancia materna o mujeres embarazadas.
- Enfermedad cardíaca.
- Hipoglucemia.
- Diabetes.

La mejor solución de desintoxicación para usted

La desintoxicación, el enjuague o la limpieza más beneficiosa que podría hacer para apoyar y sanar su hígado es comer los mejores alimentos y beber las mejores bebidas para ayudar y aliviar su hígado. Esto significa centrarse en los alimentos nutricionales, incluidas las cantidades adecuadas de agua. Es importante evitar las dietas de ayuno o inanición, incluido el uso de laxantes. Estos no son beneficiosos para su cuerpo, incluido su hígado. Si elige incluir un suplemento a base de hierbas, asegúrese de elegir una marca y una fuente acreditadas para ayudar a proteger y apoyar su hígado.

No es simple desintoxicar el hígado y, a veces, no es un proceso agradable. Pero el resultado puede ser crucial para su longevidad y su salud en general. A pesar de las muchas opciones disponibles para una desintoxicación del hígado, hay algunas que no son tan seguras como otras. Antes de dedicarse a un régimen estricto, asegúrese de examinar el plan a fondo y estar atento a los efectos secundarios negativos que esté experimentando. Esto es especialmente importante si padece una enfermedad crónica. Si padece algo como esto, asegúrese de trabajar estrechamente con sus proveedores de atención médica para que pueda participar en un método suave y saludable que sea el mejor y más efectivo para usted.

Capítulo 4: Los beneficios de una desintoxicación del hígado

Es común ignorar las desintoxicaciones del hígado, pero hay varios beneficios asociados a esta práctica. Estimula una alimentación saludable y también te ayuda a perder peso no deseado o innecesario. A continuación se presentan algunos de los beneficios más comunes de una desintoxicación del hígado:

1. **Pierda peso no deseado e innecesario.**

La grasa se descompone en el sistema digestivo por la bilis, que se produce en el hígado. Si su objetivo es perder peso, comenzar con una desintoxicación del hígado podría ser un buen punto de partida porque este proceso promueve la producción de bilis.

2. **Apoya el sistema inmune.**

Para tener un sistema inmune fuerte, su hígado necesita estar sano. Esto se debe a que uno de los muchos roles del hígado es reducir las toxinas en su cuerpo. Una desintoxicación del hígado puede dar como resultado un refuerzo del sistema inmunológico.

3. **El riesgo de cálculos hepáticos se minimiza.**

Los niveles excesivos de colesterol en la dieta pueden conducir al desarrollo de cálculos hepáticos. La bilis se endurece cuando hay un exceso de colesterol y esta bilis endurecida se convierte en pequeños cálculos. Estos pequeños cálculos pueden restringir la función de la vesícula biliar y el hígado. ¡En algunos casos, puede tener hasta 300 cálculos hepáticos que impiden la función de su hígado! Durante una desintoxicación del hígado, es posible y probable eliminar de 100 a 300 cálculos hepáticos de su cuerpo.

4. **Se admite una desintoxicación de todo el cuerpo.**

Las toxinas siempre existen en algún nivel en el hígado debido a su papel en la función del cuerpo. Está diseñado para eliminar toxinas al convertirlas en un subproducto que es inofensivo para su cuerpo. Un nivel saludable de toxinas es normal y generalmente no crea un problema en su cuerpo. Los problemas comienzan a ocurrir cuando las toxinas se acumulan. Para asegurarse de que su hígado funcione como debería, debe desintoxicarlo.

5. **La energía se incrementa.**

Después de que el hígado descompone las toxinas en un subproducto inofensivo, algunos de los subproductos se usan en el cuerpo como nutriente. Sin embargo, si el hígado está bloqueado con problemas como cálculos hepáticos o acumulación de toxinas, estos nutrientes claves nunca llegan a la sangre. Cuando su sangre no obtiene los nutrientes que necesita, puede experimentar fatiga. Para ayudar a aumentar su energía, desintoxica su hígado. Además de experimentar el aumento de energía, también sabrá que su cuerpo está obteniendo los nutrientes que le faltaban antes.

6. **La vitalidad mejora**

Para volver a su habilidad ideal, es necesaria una desintoxicación del hígado. Su piel se verá más sana y brillante cuando reduzca las toxinas que se han acumulado en su hígado. Su cuerpo responderá mejor al ejercicio cuando apoye la producción de bilis. ¡Algunos pacientes y participantes sienten y parecen ser cinco años más jóvenes cuando completan una desintoxicación del hígado!

Capítulo 5: Cómo desintoxicar tu hígado a través de la dieta

La accesibilidad a la comida rápida, que a menudo es poco saludable y rápida, dificulta cualquier cambio de dieta o estilo de vida. Para hacer cambios en su dieta, necesita refrenarse y hacerse responsable. Si puede hacer esto, puede experimentar beneficios que cambian la vida en muchas áreas de su salud general. Para desintoxicar su hígado a través de la dieta, considera los siguientes consejos:

Consejo 1: elimine o minimice los alimentos que son tóxicos para su cuerpo

Algunos alimentos actúan en contra de la salud de su hígado, como los alimentos procesados cuando su dieta incluye muchos de estos alimentos con frecuencia. Los alimentos procesados contienen ingredientes como azúcar refinada y aceites hidrogenados. Los alimentos como los almuerzos procesados y los platos preparados son conocidos por su toxicidad y efectos nocivos en su cuerpo. Los aceites hidrogenados, o grasas trans, contienen niveles aumentados de grasas saturadas. La estructura química del aceite ha sido diseñada para mejorar la vida útil del producto al que se agrega. Una dieta rica en grasas trans aumenta la probabilidad de enfermedad cardíaca en más del 25%. Además, se teoriza que las grasas trans provocan inflamación en el cuerpo porque interfiere con su sistema inmunológico.

Otras condiciones de salud graves están relacionadas con alimentos como fiambres, comidas rápidas y platos preparados, que comúnmente contienen nitritos y nitratos agregados. El propósito de estos aditivos es retener el color en los alimentos, prohibir el crecimiento de bacterias y aumentar la vida útil del producto. En lugar de consumir estos tipos de alimentos, debe reemplazarlos con opciones más saludables que respalden su función hepática. A veces se requiere un poco de creatividad para hacer opciones más saludables para imitar y reemplazar estos alimentos poco saludables, pero puede desarrollar comidas que usted y su familia encuentren llenas de sabor y respalden su hígado.

Por ejemplo, en lugar de comprar fiambres procesados, corte su propio pavo o pollo asado. Las barras de granola caseras, nueces mixtas, palitos de zanahoria, palitos de apio y fruta fresca son buenas opciones para reemplazar una bolsa o un puñado de papas fritas. En lugar de hacer una caja de macarrones con queso, encuentre una receta para una alternativa saludable como la calabaza con espagueti con queso. El potasio, el ácido pantoténico, el manganeso, las vitaminas B y la niacina están presentes en el espagueti de calabaza. Además, la el espagueti de calabaza es bajo en grasas saturadas y calorías. Puede agregar una guarnición de nueces trituradas en la parte superior para proporcionar un golpe de antioxidantes y ácidos grasos omega-3 para también apoyar la salud de su corazón.

Cuando come alimentos procesados, además de cambiar su dieta, también debe asegurarse de que sus enzimas digestivas funcionen correctamente. Cuando sus enzimas hepáticas no están equilibradas, puede desarrollar enfermedades hepáticas y de digestión como la enfermedad de Crohn.

Consejo # 2: El jugo hecho de vegetales crudos es un método efectivo de entrega de nutrientes

Una desintoxicación del hígado requiere una gran cantidad de vegetales crudos en su dieta, pero aumentar las porciones requeridas puede ser imposible para algunas personas. Para ayudarlo a obtener las porciones de vegetales que necesita de una manera fácil, los jugos de vegetales crudos son la mejor opción. Un vaso de jugo de vegetales crudos frescos puede entregar hasta cinco porciones de vegetales crudos que necesita. Además, si no le gusta comer vegetales crudis, el jugo puede ser una forma más sabrosa y fácil de obtener los nutrientes que necesita.

Otro beneficio del jugo de vegetales crudos es que es más fácil de digerir para el hígado. También hace que los nutrientes en los vegetales sean más fáciles de absorber por su cuerpo. Algunas de los vegetales más beneficiosas en la desintoxicación del hígado incluyen las coles de Bruselas, la coliflor y el repollo. Los sabores de estos vegetales pueden no sonar apetitosos; Sin embargo, puede incluir otros vegetales crudos para alterar el sabor. Los vegetales que son buenos para agregar nutrientes y sabor adicionales incluyen vegetales de hoja verde, remolacha, pepino y zanahoria. Todos estos vegetales ayudan a desarrollar un nivel de pH equilibrado al reducir los niveles de ácido en el cuerpo.

Encontrar una combinación de sabor que prefiera requerirá algo de experimentación. Considere agregar otros jugos frescos y crudos o hierbas frescas para desarrollar un sabor único. Algunas hierbas sabrosas incluyen menta y perejil. Uno de los jugos de vegetales crudos más beneficiosos para la desintoxicación del hígado es el de las zanahorias orgánicas. El betacaroteno, un nutriente que se convierte en vitamina A, se encuentra en las zanahorias. La vitamina A es esencial para eliminar las toxinas del cuerpo y reducir la grasa del hígado. La raíz de jengibre es otro aditivo beneficioso para el jugo de vegetales crudos. El jengibre favorece la digestión y es antiinflamatorio. Las naranjas también agregan un gran sabor dulce y/o picante al jugo. Además, las naranjas entregan vitamina B6, vitamina A y vitamina C.

El jugo de vegetales contiene una gran cantidad de fibra. Estas grandes cantidades de fibra apoyan su digestión y aceleran su proceso de eliminación. Tener una eliminación rápida de toxinas significa que su cuerpo no tiene tiempo para almacenarlas, lo que puede acumularse y dañarlo.

Consejo # 3: Los alimentos ricos en potasio son esenciales

Necesita comer más de 4.500 miligramos de potasio todos los días. ¿Está seguro de que está recibiendo esta cantidad constantemente? ¡Probablemente no! Los alimentos que contienen niveles más altos de potasio lo ayudan a reducir el colesterol, a mantener la salud de su corazón, a la limpieza del hígado y a reducir la presión arterial sistólica. Hay suplementos de potasio disponibles, pero debe intentar obtener su cantidad de potasio a través de alimentos saludables como batatas, salsas de tomate, vegetales, frijoles, plátanos y melaza.

Batata

Muchas personas piensan de inmediato que necesitan comer más plátanos para aumentar su consumo de potasio; Sin embargo, las batatas son en realidad la fuente más rica de potasio. Además del betacaroteno y una gran cantidad de fibra, una batata de tamaño mediano proporciona alrededor de 700 miligramos de potasio. Las batatas también son bajas en calorías pero contienen altos niveles de hierro, magnesio y las vitaminas B6, C y D. Las batatas también tienen un sabor naturalmente dulce de azúcares naturales. Los azúcares naturales se dispersan lentamente a través del torrente sanguíneo gracias a la función del hígado. La belleza de este proceso natural es que se regula a sí mismo, evitando los picos de azúcar en la sangre que causan los azúcares refinados.

Salsa de tomate

Los tomates también contienen varios nutrientes, incluido el potasio. Cuando los tomates se entregan en forma de pasta, puré o salsa, los beneficios de los tomates se concentran más significativamente. Por ejemplo, una taza de tomates frescos ofrece alrededor de 400 miligramos de potasio, ¡pero una taza de puré de tomates contiene más de 1,000 miligramos! Para asegurarse de obtener los mayores beneficios en una pasta, puré o salsa, seleccione productos orgánicos de tomate.

Si tiene la intención de hacer su propio concentrado, considere la siguiente receta para aprovechar al máximo su esfuerzo y los nutrientes de la fruta:

Ingredientes:

Tomates orgánicos, cortados a la mitad

Direcciones:

1. Caliente su horno a 425 grados Fahrenheit. Coloque los tomates a la mitad en una bandeja para hornear boca abajo.
2. Ase los tomates hasta que la piel comience a marchitarse.
3. Retire la sartén del horno y deje que los tomates se enfríen.
4. Una vez frío, pellizca o desliza las pieles y coloca la carne en una licuadora o procesador de alimentos. Pulsa los tomates para aplastarlos suavemente.
5. Vierta los tomates triturados y asados en un colador o colador para eliminar las semillas, si lo prefiere. Colar con la frecuencia que prefiera o necesite.
6. Vierta la mezcla colada en un horno holandés o en una olla grande sobre la estufa. Cocine a fuego lento la salsa por hasta 2 horas o hasta que la salsa esté espesa. Recuerde, la salsa continuará espesando después de que la retire del

fuego, así que deje de hervir a fuego lento justo antes de que la salsa alcance la consistencia que prefiere.

Vegetales de hoja verde

Una taza de espinacas o remolacha contiene una gran cantidad de antioxidantes y más de 1.300 miligramos de potasio. Estos ingredientes son fáciles de agregar al jugo crudo y pueden ayudar poderosamente al hígado. Para agregarlos a su dieta, corte los vegetales y agréguelos a su mezcla de jugo o espolvoree encima de las ensaladas. También puede saltear rápidamente sobre su estufa. Además, las hojas de remolacha ayudan al flujo de la bilis y limpian la vesícula de forma natural.

Frijoles

Hay múltiples frijoles saludables que puede elegir para agregar a su dieta. Los frijoles contienen una gran cantidad de potasio además de fibra y proteínas. Los frijoles como los pallares, frijoles comunes y los frijoles blancos son excelentes opciones y buenas alternativas a otros como los garbanzos. En lugar de hacer hummus con garbanzos, pruebe uno de los otros frijoles en su receta y disfrute de su nueva creación con palitos de apio y zanahorias.

Melaza

Cualquier melaza no es la mejor fuente de potasio; sin embargo, la melaza negra puede proporcionar una porción significativa de su valor diario recomendado de potasio además de otros nutrientes como cobre, manganeso, calcio y hierro. De hecho, solo 2 cucharaditas de melaza negra proporcionan aproximadamente el diez por ciento de la cantidad recomendada de potasio.

Una manera fácil de incorporar melaza a su dieta es reemplazando otros edulcorantes que usa. Úselo en gachas hechas con quinoa, encima de avena cortada, o haga salsa barbacoa casera con él. Incluso revolver las dos cucharaditas en el café de la mañana es una excelente manera de agregar dulzura y nutrientes. El beneficio adicional de agregar melaza a su café es que enriquece el sabor mientras reduce el sabor ácido.

Plátano

Los plátanos son ricos en potasio. Agregar una sola banana mediana a un batido es una excelente manera de aumentar el potasio y endulzar la bebida. Un plátano mediano proporciona alrededor de 470 miligramos de potasio, ayuda a la digestión y libera metales pesados y toxinas de su cuerpo. Cuando está haciendo la desintoxicación del hígado, estos beneficios son esenciales. Asegúrese de tener siempre suficientes plátanos a mano para agregar a sus alimentos o para picar durante su desintoxicación.

Consejo # 4: haz un enema con café

Un enema ayuda con el estreñimiento, pero un enema con café también lo ayuda a recuperar más energía y a apoyar su desintoxicación hepática. Los enemas se dirigen a la parte inferior del intestino grueso. Hay muchas formas y recursos para ayudarlo a completarlo en su hogar, a diferencia de otras intervenciones, como un colon. Los colónicos se dirigen al intestino lleno y requieren la asistencia de un profesional. Esto hace que un enema sea una acción más accesible y "atractiva" para ayudar en la desintoxicación del hígado. Puede comprar un kit de enema en la mayoría de las farmacias o tiendas de conveniencia.

Al hacer un enema de café, el café orgánico se mantiene en el intestino. Al retenerlo en la parte inferior del intestino grueso, permite que la pared del intestino absorba el líquido del café y lo transporte al hígado. La absorción del café orgánico estimula la producción y el flujo de bilis. Esta patada de estimulación inicia el hígado y la vesícula biliar. Cuando su hígado y la vesícula biliar se inician, comienza a producir glutatión, un compuesto químico que es un limpiador fuerte. Este compuesto químico ayuda a eliminar la acumulación tóxica en su cuerpo.

Mover las toxinas rápidamente es esencial durante la desintoxicación del hígado. Para obtener un enema de café, hierva tres tazas de agua destilada o filtrada con 2 cucharadas de café molido y orgánico. Una vez que la mezcla hierva, baje el fuego y cocine a fuego lento durante unos 15 minutos. Cuando termine, deje que la mezcla se enfríe a temperatura ambiente. Una vez que la mezcla de café esté completamente fría, colóquela a través de una gasa para eliminar todo el sedimento del líquido. Use este líquido en su kit de enema. Una vez que se inserta el líquido, trate de mantener el líquido adentro por hasta 15 minutos. Cuando llegue a 15 minutos o su límite, suelte.

Consejo #5: Los suplementos para la cúrcuma, el diente de león y el cardo de leche son beneficiosos

Cúrcuma

Diversas afecciones de salud, como el dolor crónico, la salud de la próstata, la salud de los senos, la osteoartritis, la depresión, el cáncer y la enfermedad de Alzheimer, son todas las investigaciones científicas actuales que se realizan sobre el efecto de la cúrcuma en estas afecciones. Los resultados preliminares ya muestran que la cúrcuma puede soportar el metabolismo y los tejidos del hígado, regula el equilibrio de nuestro azúcar en la sangre, ayuda a las digestiones, minimiza el dolor en las articulaciones y ayuda a minimizar la depresión. Se espera que surjan más beneficios a medida que la investigación se publique continuamente.

Diente de león

Muchas personas que tienen que mantener cualquier tipo de césped odian los dientes de león. Esta hierba se mueve libremente e infesta el suelo cada primavera y durante todo el verano. Si bien puede ser una molestia en el patio, estas pequeñas flores contienen minerales y vitaminas beneficiosas desde sus pedales hasta sus raíces. Cuando ingiere diente de león, ayuda a que su hígado se desintoxique más fácilmente al actuar como diurético y acelerar la eliminación de toxinas. Además, el diente de león ayuda a alterar la digestión, la acidez estomacal, los niveles de azúcar en la sangre desequilibrados y un sistema inmunológico debilitado. Puede tomar la raíz de diente de león como suplemento o beberla en un té de hierbas para la desintoxicación del hígado.

Cardo de leche

Una hierba de desintoxicación ideal es el cardo mariano. Muchos familiarizados con esta hierba lo consideran el "rey" de las hierbas utilizadas para la desintoxicación. Por eso es tan importante y valioso durante la desintoxicación del hígado. Parte del beneficio de consumir cardo mariano incluye la eliminación de alcohol en el hígado, los contaminantes del medio ambiente, los medicamentos recetados y la acumulación de metales pesados. Para los pacientes que reciben radiación o quimioterapia, experimentan una serie de efectos secundarios no deseados, que el cardo mariano puede ayudar a reducir. Para apoyar la regeneración del hígado, la silimarina activa en el cardo mariano es beneficiosa para la fortaleza de las paredes celulares del hígado. Tome un suplemento de cardo mariano o bébalo en un té de hierbas diseñado para la desintoxicación del hígado.

¡Prima! Raíz de bardana

Al igual que el diente de león, esta raíz es útil para desintoxicar la sangre, lo que luego ayuda a la función del hígado. Al igual que el cardo mariano, la raíz de bardana también se puede tomar como un suplemento o en un té de desintoxicación del hígado.

Consejo #6: Tome suplementos de hígado o coma carne de hígado orgánica regularmente

El consumo de carne de hígado orgánico de pollo o ganado joven y saludable que se alimenta con pasto contiene la mayor cantidad de coQ10, cromo, zinc, cobre, hierro, colina y ácido fólico, vitamina A y vitaminas B. Para obtener la mayor cantidad de nutrientes de un alimento, no puede hacerlo mejor que comer hígado.

Si comer hígado no es una opción, ingiera suplementos de hígado de res. Asegúrese de elegir suplementos que ofrezcan una garantía de que no se usan antibióticos, pesticidas u hormonas para el cuidado y la alimentación de los animales. Esto asegura que obtenga los mejores y más nutrientes en los suplementos.

Capítulo 6: Remedios naturales para la enfermedad del hígado graso

Actualmente, solo se ofrecen dos terapias principales para NAFLD. El primero es el uso de medicamentos e intervenciones farmacéuticas. El segundo es intervenir en su estilo de vida. La intervención incluye realizar o aumentar el ejercicio físico, modificar su dieta o reducir su peso corporal. La terapia más común es la intervención en el estilo de vida, modificaciones específicas a su dieta y la reducción de su peso corporal. Estos dos a menudo van de la mano. Las enfermedades metabólicas, como la hiperlipidemia y la obesidad, así como la NAFLD, pueden ralentizarse a través del ejercicio moderado y a largo plazo.

A pesar de saber que la intervención en su estilo de vida puede reducir la progresión de la NAFLD, los mecanismos subyacentes a este beneficio aún se desconocen. Varios estudios científicos publicados ilustran los beneficios de la intervención en el estilo de vida, pero ninguno señaló con firmeza el motivo. Aún así, es innegable el potencial de beneficios terapéuticos. Estas intervenciones naturales, o remedios, tienen resultados más beneficiosos en estudios científicos que las intervenciones farmacéuticas. La terapia farmacéutica incluye varios medicamentos, incluidos los bloqueadores del sistema renina-angiotensina, agentes hipolipemiantes, sensibilizadores de insulina y antioxidantes. Algunos estudios en animales y células muestran resultados prometedores, pero pocos ensayos clínicos en humanos son positivos.

Existen varios efectos beneficiosos en los remedios herbales para el cese de la NAFLD. La atención a estos remedios naturales ha aumentado en los últimos años porque están disponibles en todo el mundo; típicamente tienen pocos o ningún efecto secundario, y múltiples estudios clínicos y básicos respaldan su efectividad.

Hallazgos actuales de remedios naturales para el tratamiento de NAFLD

Baya de Goji, Wolfberry o Lycii Fructus

De la familia Solanaceae, la baya de goji es el fruto del Lycium Barbarum. La medicina china hizo famosa a esta fruta por sus beneficios para los ojos y el hígado. El LBP, o la parte de polisacárido de la fruta, es la parte más beneficiosa de la baya de goji. Los resultados de estudios modernos muestran que LBP tiene una variedad de beneficios biológicos, incluida una reducción en el riesgo de tumores, mantenimiento del metabolismo de la glucosa, neuroprotección, inmunorregulación y capacidades antioxidantes.

Estudios clínicos adicionales muestran que el jugo de LBP aumenta la cantidad de inmunoglobulina G, los niveles de interleucina-2 y los linfocitos en humanos. La reducción de la formación de peróxido de lípidos y el aumento de los niveles de antioxidantes en suero son beneficios adicionales de LBP.

Los primeros hallazgos muestran que LBP evitó la propagación y alentó la apoptosis de las células de hepatoma en el hígado. Un estudio adicional ilustró los atributos protectores de LBP cuando se incorporó a una dieta alta en grasas que causó lesiones por estrés oxidativo en el hígado. En estas situaciones, LBP aumentó la actividad de las enzimas antioxidantes y los productos del estrés oxidativo para ayudar a proteger contra otras lesiones por estrés oxidativo en el cuerpo. Otros estudios mostraron las poderosas propiedades curativas de LBP en la enfermedad del hígado graso relacionada con el alcohol y cómo puede ayudar en la regeneración del hígado.

Ajo o Allium Sativum

Hay una larga historia de usos medicinales y culinarios del ajo en la región mediterránea, Egipto y Asia. Un informe reciente publicó que comer un pedazo entero de ajo ayudó a mejorar la resistencia a la glucosa en la sangre, el metabolismo de los lípidos y el estrés oxidativo. La reducción de la actividad del sistema citocromo P450 y el aumento de la actividad antioxidante dieron como resultado un estudio cuando el ajo negro envejecido se combinó con la administración de etanol crónico en ratas. También se ha descubierto que el ajo ayuda a proteger y reparar el daño hepático causado por CCl4. Cuando se combina con otros remedios medicinales y naturales, el ajo mejora los efectos beneficiosos de reducir la esteatosis, la inflamación, el estrés oxidativo y la fibrosis. Finalmente, el ajo también ayuda a prevenir mayores daños al hígado en pacientes con NAFLD.

Té verde

Otro remedio natural es la planta de té verde. Este remedio es una de las plantas más documentadas que se usa para prevenir problemas hepáticos. En las últimas dos décadas, una mayor atención sobre las propiedades beneficiosas y curativas de esta planta ha respaldado sus capacidades en la salud del hígado. La planta Camellia Sinensis proporciona las hojas utilizadas para hacer té verde. La planta se encontró originalmente en China, pero se extendió por Asia a lugares como Vietnam, Corea y Japón. Ahora se ha extendido a lugares occidentales, infiltrándose en las culturas del té negro.

Los ratones tratados con CCl4 también recibieron EGCG puro, o epigalocatequina-3-galato, en un estudio impactante. EGCG es el polifenol primario del té verde. El resultado mostró beneficios a nivel bioquímico e histológico. Afectó la inflamación, el estrés oxidativo y ayudó a resolver la lesión hepática. En otro estudio reciente, se demostró que el EGCG previene la entrada y el paso de la hepatitis C. Las ratas de laboratorio obesas en un estudio realizado sobre la enfermedad hepática y el EGCG encontraron beneficios tanto en la salud del hígado como en la reducción del peso no deseado.

Resveratrol

Las uvas rojas contienen una fitoalexina que se puede extraer, que se llama resveratrol. Está bien documentado para proteger contra la inflamación y el estrés oxidativo. Es uno de los remedios naturales más aceptados debido a sus poderosas propiedades y su disponibilidad mundial. Estudios recientes han demostrado que el resveratrol es un tratamiento efectivo para la NAFLD. Este es un remedio efectivo para usar todos los días para prevenir y curar la enfermedad del hígado graso.

Cardo de leche

Como se mencionó en el Capítulo anterior, el cardo mariano es una planta beneficiosa durante una desintoxicación del hígado. El cardo mariano pertenece a la familia de las margaritas y produce dos derivados importantes, la silimarina y la silibina. Se han publicado más de 10,000 informes en los últimos diez años sobre los beneficios del cardo mariano en el cuerpo, y específicamente sobre la salud del hígado. Los hallazgos en estos informes vinculan los efectos de los dos derivados con resultados hepatoprotectores, quimiopreventivos y antioxidantes. En el hígado específicamente, la silimarina y la silibina mejoran los efectos de los antioxidantes. También, directa e indirectamente, afectan la fibrosis y la inflamación en el hígado. Un estudio adicional muestra que los pacientes que padecen hepatitis C crónica y NAFLD experimentaron mejores efectos de la silimarina debido al aumento de las concentraciones de plasma de flavonolignano y la circulación enterohepática de amplio rango.

Decocciones adicionales y derivados a considerar

Los remedios naturales adicionales que se han utilizado en la medicina tradicional china y que ahora son compatibles con la biología experimental, la farmacología y la química, incluyen la berberina. La hierba Coptidis Rhizoma de China contiene este alcaloide aislado, que tiene un efecto antesteatótico. También reduce la respuesta inflamatoria de la hepatitis. Actualmente, no existen estudios modernos que vinculen directamente la berberina con el tratamiento de la NAFLD.

Sugerencias naturales adicionales

- Minimice la ingesta de azúcar a menos de 30 gramos por día.
- Reduce el estrés.
- Disminuya su ritmo de vida.
- Coloque un paquete de aceite de ricino sobre el hígado varias veces a la semana.
- Un par de veces a la semana come vísceras orgánicas.
- A primera hora de la mañana bebe ocho onzas de remolacha kvas.
- Incorpore actividad física de bajo impacto y para aliviar el estrés, como yoga o caminar en su actividad semanal.

Capítulo 7: Alimentos y bebidas de dieta saludable para la enfermedad del hígado graso

Casi un tercio de la población estadounidense adulta está afectada por la enfermedad del hígado graso. Se trata de las causas principales de insuficiencia hepática y una vez que el hígado falla, no hay otra opción de tratamiento a largo plazo que no sea un trasplante de hígado. Muchos casos de la enfermedad del hígado graso no se diagnostican hasta el final de la enfermedad, lo que hace que parte del daño sea irreversible. Sin embargo, es posible prevenir y tratar la enfermedad para mejorar su duración y calidad de vida. Uno de los métodos más comunes de prevención y tratamiento incluye cambios en la dieta. No importa si tiene una enfermedad del hígado graso alcohólico o una enfermedad del hígado graso no alcohólico, la dieta puede mejorar la salud de su hígado.

Las reglas generales a seguir para una dieta saludable para el hígado incluyen:

- ☒ No consumir alcohol.
- ☒ Consumir una cantidad muy pequeña de grasas saturadas, carbohidratos refinados, grasas trans, sal y azúcar.
- ☒ Modificar su dieta para incluir varios granos enteros y plantas con alto contenido de fibra, como las legumbres.
- ☒ Comer grandes cantidades de vegetales y frutas.

Debido a que la enfermedad del hígado graso es una acumulación de grasa en el hígado, es importante reducir la cantidad adicional de grasa que ingiere. También puede concentrarse en reducir su ingesta calórica para ayudar a perder peso, lo que también puede ayudar a aliviar la enfermedad del hígado graso y el estrés adicional en su cuerpo. Cuando pierde peso no deseado, disminuye el riesgo de contraer la enfermedad del hígado graso. Si tiene sobrepeso, establezca el objetivo de perder aproximadamente el 10% de su peso corporal actual.

Cómo curar la enfermedad del hígado graso a través de los alimentos

A continuación se enumeran algunos de los mejores alimentos y bebidas que debe consumir durante una desintoxicación del hígado y al mismo tiempo que respalda su función hepática saludable.

1. Café

¡De nada, amantes del café! Los informes han demostrado que beber café ayuda a reducir las enzimas inusuales en el hígado. Además, los pacientes con enfermedad del hígado graso que también toman café regularmente a menudo tienen menos daño en el hígado que aquellos que no lo toman. Cantidades moderadas de cafeína pueden minimizar las enzimas hepáticas anormales, lo cual es especialmente importante para las personas con riesgo de desarrollar la enfermedad del hígado graso.

2. Hojas verdes

Estos superalimentos también bloquean la acumulación de grasa. Por ejemplo, el brócoli previno la acumulación de grasa en el hígado en ratas en un estudio. La espinaca, la col rizada y las coles de Bruselas también ayudan a perder peso. Busque recetas que usen muchos vegetales de hojas verdes para obtener una poderosa dosis todos los días.

3. Tofu

El tofu es una buena fuente de proteínas y también es bajo en grasas, pero es la proteína de soya en los alimentos que beneficia específicamente a quienes padecen enfermedad del hígado graso. Las ratas en un estudio en la Universidad de Illinois revelaron el poder del tofu y la proteína de soja para proteger contra la acumulación de grasa en el hígado.

4. Pescado

Reduce la inflamación y mejora los niveles de grasa en el hígado con el apoyo de los ácidos grasos omega-3. Estos ácidos beneficiosos se pueden encontrar en alimentos como la trucha, el atún, las sardinas y el salmón. Todos estos se consideran peces "grasos", pero proporcionan una grasa saludable que su cuerpo puede descomponer fácilmente en comparación con otras grasas que se almacenan fácilmente en el hígado. Cuando prepare pescado, recuerde concentrarse en mantener la receta baja en grasa porque el pescado ya contiene suficiente grasa para su cuerpo.

5. Avena

Cuando está luchando contra la fatiga como un efecto secundario de la enfermedad del hígado graso o durante las primeras etapas del tratamiento de la enfermedad, puede ser difícil funcionar correctamente. Comer carbohidratos integrales como la avena puede proporcionarle a su cuerpo un impulso de energía que puede mantener durante largos períodos de tiempo. Además, las fibras en la avena ayudan a hacerle sentir lleno y a mantener esa sensación de saciedad. Finalmente, también se ha demostrado que la avena lo ayuda a mantener un peso corporal saludable.

6. Nueces

Otro alimento rico en omega 3 son las nueces. Cuando los pacientes con enfermedad del hígado graso consumen un pequeño puñado de nueces, a menudo tienen mejores resultados en las pruebas de hígado.

7. Aguacate

Proteja su hígado comiendo grasas saludables como las de los aguacates. La investigación actual muestra que los aguacates contienen químicos específicos que potencialmente reducen el daño al hígado. Los aguacates también son una rica fuente de fibra, que también ayuda a perder peso.

8. Leche baja en grasa

Un estudio publicado en 2011 en ratas informó que la proteína de suero en la leche puede ayudar a proteger contra el daño hepático, incluso si el daño ya existe. Consuma un vaso de leche por día o aproximadamente ocho onzas de queso animal orgánico alimentado con pasto para obtener resultados óptimos.

9. Semillas de girasol

La vitamina E es rica en semillas de girasol y es conocida por sus propiedades antioxidantes. Los antioxidantes ayudan a su hígado a protegerse de un daño mayor.

10. Aceite de oliva

Una tercera fuente de omega 3 en esta lista. Elija este aceite en lugar de mantequilla, manteca o margarina mientras cocina. También se ha demostrado que el aceite de oliva controla los niveles de peso saludable y reduce el nivel de enzimas hepáticas.

11. Ajo

Como se mencionó anteriormente en este libro, el ajo es útil para proteger y apoyar el hígado, así como para promover un peso corporal saludable. También es muy sabrosa, por lo que puede hacer que muchos platos sean deliciosos rápidamente. Es una buena fuente para quemar grasa acumulada y no deseada en el cuerpo.

12. Té verde

Otro alimento repetido en nuestra lista, el té verde, ha demostrado que lo ayuda a absorber y procesar las grasas en el cuerpo, en lugar de almacenarlas en su hígado. También se ha relacionado con una función hepática mejorada. Otros beneficios incluyen asistencia para dormir y colesterol reducido

Alimentos adicionales que respaldan el hígado

- Remolachas

Rico en antioxidantes y activa las enzimas hepáticas, también mejora la producción de bilis y mejora la actividad física.

- Manzanas orgánicas

Rico en fibra, especialmente con la piel puesta, y asegúrese de que la fruta sea orgánica porque las manzanas tienden a ser una de las principales frutas y vegetales que tienen cantidades excesivas de pesticidas.

- Brotes de brócoli

Desintoxicante fuerte, rico en antioxidantes, aumenta el glutatión más que el brócoli, contiene un regulador hormonal llamado indol-3-carbinol y contiene sulforafano para combatir el cáncer.
  - Alimentos fermentados como chucrut, kéfir, kombucha, kimchi o encurtidos. Promueve la digestión y eliminación a través de compuestos bacterianos buenos.

⊠ Frutas cítricas como limones, limas, naranjas o toronjas.
Ayuda al hígado a limpiar y crear enzimas para la desintoxicación.

⊠ Zanahorias
Rico en betacaroteno y flavonoides vegetales, y contiene vitamina A para la prevención de enfermedades hepáticas.

⊠ La mayoría de las formas de vegetales.
La coliflor y el brócoli contienen glucosinolato para desintoxicar la producción de enzimas y azufre para la salud general del hígado. La espinaca y otros vegetales de hoja verde son ricas fuentes de clorofila para ayudar a eliminar las toxinas de la sangre y también proporcionan un equilibrio alcalino a los metales pesados en el hígado.

Bebidas Adicionales para el Apoyo del Hígado

⊠ Jugo de arándano: la fibrosis, que es la cicatrización que es el resultado de una enfermedad hepática, fue el tema del estudio publicado en la revista PLOS One en marzo de 2013. Los animales en el estudio fueron alimentados con jugo de arándano para observar los efectos que tiene sobre fibrosis durante un período de ocho semanas. Los resultados del estudio indican que el jugo de arándano aumenta la capacidad del hígado para soportar los niveles de estrés oxidativo y aumentar las proteínas que ayudan al hígado a luchar contra la fibrosis. El estrés oxidativo ocurre cuando las células son dañadas por los radicales libres que son moléculas inestables.

⊠ Jugo de naranja roja: en el 2012, un estudio publicado en el World Journal of Gastroenterology concluyó que la acumulación de grasa se previene cuando los participantes consumen regularmente jugo de naranja roja. En el transcurso de 12 semanas, los animales obesos en el estudio, fueron alimentados con el jugo todos los días. Según el estudio, las ratas experimentaron varias respuestas saludables, incluida la sensibilidad a la insulina mejorada, la reducción de los triglicéridos y el colesterol en general, la disminución del peso corporal y la protección contra la acumulación de grasa en el hígado. La hormona, la insulina, regula los niveles de azúcar en la sangre. Es importante que el cuerpo sea sensible a esta hormona para que pueda regular el azúcar en la sangre adecuadamente. Si el cuerpo no tiene una sensibilidad estable a la insulina, es probable que la persona desarrolle diabetes.

- Jugo de fruta de Noni: Noni es una planta que crece en climas tropicales y produce fruta de noni. Es botánicamente conocido como Morinda Citrifolia. Las tiendas de salud son los principales proveedores de suplementos de jugo de noni en los Estados Unidos. Es probable que encuentre jugo de noni mezclado con otros jugos de frutas, más comúnmente jugo de uva. La conclusión del estudio del 2008 sobre animales, que se publicó en la revista Plant Foods and Human Nutrition, muestra que el daño de las toxinas en el hígado se minimiza cuando los participantes beben jugo de noni regularmente.

- Una nota sobre el jugo de frutas: los jugos de frutas a menudo contienen azúcar refinada agregada. Asegúrese de leer las etiquetas cuidadosamente. Elija jugos que tengan poco o nada de azúcar agregado y también busque el contenido de jugo. Intente comprar jugos etiquetados como 100% jugo, si es posible. Muchas marcas de jugo incluirán solo una pequeña porción de jugo de fruta en su botella. Esto ocurre a menudo con el jugo de arándano. El jugo también contiene altos niveles de calorías y la fibra de la fruta ha sido eliminada. Obtendrá mucha menos fibra que si se comiera la fruta entera sola. Para aquellos interesados en exprimir su fruta, tenga en cuenta que algunas frutas solo están disponibles en temporada. Por ejemplo, las naranjas rojas están en las tiendas desde el mes de enero hasta mediados de abril. Si puede encontrarlos en tiendas fuera de esos tiempos, lo más probable es que sean más caros y no de gran calidad.

Evite los siguientes alimentos:

1. Sal: demasiada sal hace que su cuerpo retenga agua. Asegúrese de no consumir más de 1,500 miligramos por día.
2. Carne roja: estos culpables son fuentes de grasas saturadas no deseadas. Las carnes de res y charcutería específicamente deben evitarse.
3. Pasta blanca, arroz y pan: los alimentos blancos indican que se ha procesado. Los alimentos procesados aumentan el azúcar en la sangre y carecen de fibra y otros nutrientes que ofrecen sus contrapartes integrales.
4. Alimentos fritos: todo lo frito será rico en calorías y grasas no saludables.
5. Azúcar adicional: los jugos de frutas, refrescos, galletas y dulces tienen un alto contenido de azúcar refinada y agregada. Estos aumentan el azúcar en la sangre y pueden aumentar la acumulación de grasa en el hígado.

Un ejemplo de plan de dieta

El próximo Capítulo cubrirá los planes de comidas y las recetas con más profundidad, pero a continuación se presenta un ejemplo de plan de comidas para ilustrar cómo puede ser una dieta de desintoxicación de hígado graso.

Hora de Comida	Desayuno	Almuerzo	Cena	Aperitivos
Menú	8 onzas de café con leche descremada o baja en grasa. 1 taza de avena integral cubierta con 2 cucharadas de mantequilla de almendras y 1 plátano mediano, en rodajas.	8 onzas de leche baja en grasa. 1 manzana mediana 8 onzas de brócoli al vapor, zanahoria u otras hojas verdes. 1 papa pequeña horneada. 3 onzas de pollo a la parrilla. 1 taza de espinacas frescas cubiertas con aceite de oliva y vinagre balsámico.	8 onzas de brócoli al vapor, zanahorias u otro vegetal. 8 onzas de bayas frescas mezcladas. 8 onzas de leche baja en grasa. 1 rollo integral. 3 onzas de salmón horneado. una pequeña ensalada mixta de frijoles.	2 cucharaditas de hummus con palitos de vegetales frescos. 1 cucharada de mantequilla de almendras sobre manzanas frescas en rodajas.

Sugerencias de remedios naturales adicionales para la enfermedad del hígado graso

Otros remedios naturales a considerar no incluyen la dieta. Estos cambios pueden mejorar su salud general, incluida su función hepática. Algunos de estos remedios incluyen:

Aumente su actividad física.

Cuando combina una dieta con ejercicio, no solo pierde el exceso y el peso no deseado, sino que también puede controlar su salud general y su enfermedad hepática con esta combinación. El objetivo debe ser un mínimo de 30 minutos de actividad moderada a alta varios días a la semana.

Reduzca su colesterol.

Si no puede reducir su colesterol a través de la dieta y el ejercicio solo, es posible que deba trabajar con su profesional de la salud para comenzar ciertos medicamentos que lo ayuden. Es importante reducir sus niveles de triglicéridos y colesterol. Puede hacer esto a través de su dieta minimizando o eliminando el azúcar agregado y las grasas saturadas.

Mantenga la diabetes bajo control.

La enfermedad del hígado graso a menudo acompaña a la diabetes y viceversa. Cambiar su dieta y sus niveles de actividad física son métodos de tratamiento efectivos para estas dos enfermedades. Si estos dos remedios no reducen sus niveles de azúcar en la sangre a un nivel saludable, también debe hablar con su profesional de la salud para estabilizar su azúcar en la sangre con medicamentos.

Capítulo 8: Planes de alimentación y qué alimentos y bebidas evitar

¿Ha decidido que este es el fin de semana que está haciendo una desintoxicación o limpieza del hígado? Si todavía está pensándoselo, tal vez debería ponerlo en su agenda. Una desintoxicación tiene la reputación de ser una situación desafiante y que altera la vida, pero una desintoxicación breve centrada en alimentos saludables es más fácil y menos dolorosa de lo que probablemente imagina. Su hígado es un órgano increíblemente importante en su cuerpo, y su piel es el único órgano más grande que tiene. Una desintoxicación es una forma en que puede ayudarlo a funcionar mejor todos los días al darle un descanso a los alimentos que son difíciles de procesar, que están llenos de conservantes y son tóxicos para su salud. Su hígado respalda la mayoría de sus funciones corporales, incluida su digestión, reproducción, inmunidad y hormonas. Incluso su piel está respaldada por su función hepática.

Puede hacer todo este trabajo debido a la nutrición que deriva de lo que come. Las dietas de jugos son un método de desintoxicación común que se usa para ayudar al cuerpo a eliminar toxinas, pero es difícil seguirlas. Los dietistas y nutricionistas ahora son más propensos a sugerir y apoyar una limpieza basada en alimentos. Una desintoxicación que se centra en los alimentos que proporcionan a su hígado los nutrientes "correctos" hace que sea más fácil para los participantes, especialmente si son nuevos en la desintoxicación. Es mucho más fácil y menos comprometido que hacer una limpieza de jugo tradicional. Además, durante una limpieza de jugo, los participantes a menudo luchan con la desaceleración metabólica y los sentimientos de abstinencia y privación. Haciendo una desintoxicación a base de alimentos; Sin embargo, minimiza estos efectos secundarios.

Alimentos para evitar en su plan de alimentación de desintoxicación del hígado

¡La buena noticia es que puede comer durante tu desintoxicación! Puede comer muchos alimentos excelentes y contar calorías no es realmente el enfoque del plan. En cambio, usted está enfocado en aumentar lo "bueno" mientras minimiza o elimina lo "malo". A continuación hay una lista de los pocos tipos de alimentos que debe evitar mientras participa en su limpieza:

1. Productos de soya, excepto tempeh si normalmente consume productos de soya.
2. Maíz
3. Carnes rojas u otras carnes grasas. Si come carne regularmente, quédese con la pechuga de pollo asada y magra.
4. Canola y aceites vegetales.
5. Café
6. Alcohol
7. Condimentos como salsa de tomate y mayonesa.
8. Alimentos ricos en sodio o sal añadida.
9. Alimentos procesados o fritos.
10. Productos con gluten como pasta y pan.
11. Todos los productos lácteos.
12. Alimentos ricos en azúcar, especialmente azúcar refinada añadida. La fruta y su azúcar natural están bien con moderación durante la desintoxicación.

Consejos sobre cómo aprovechar al máximo su plan de alimentación de desintoxicación del hígado

Antes de preparar recetas y planificar su fin de semana de comidas, considere los ocho consejos a continuación antes de comenzar para que pueda aprovechar al máximo su tiempo.

1. Planee beber ocho onzas de agua con una rodaja de limón fresca a primera hora de la mañana. Esto ayuda a hidratar su cuerpo y prepararlo para eliminar las toxinas estancadas de la noche a la mañana.
2. Beba la mitad de su peso corporal en agua todos los días. Considere agregar una cucharadita de clorofila o espirulina en polvo a ocho onzas de agua para aumentar su desintoxicación. Puede agregar esto a su agua hasta tres veces al día durante su desintoxicación.
3. Elija alimentos orgánicos siempre que pueda para ayudar a eliminar las hormonas y toxinas agregadas.
4. Espolvoree semillas de lino o chía en sus alimentos. Estos contienen una rica dosis de fibra, que ayuda a su colon a eliminar los desechos tóxicos de su hígado. También puede crear un té de lino remojando 1 cucharada de lino en ocho onzas de agua caliente, luego colar el líquido para eliminar las semillas antes de beber.
5. Abastézcase de alimentos saludables para el hígado, como el cilantro, el perejil, el berro, la espinaca, el pepino, el rábano, el brócoli, los espárragos, la lima, el limón y la manzana. Estos se pueden comer fácilmente sobre la marcha o agregarse a otros alimentos para obtener un sabor y beneficios adicionales.
6. Planee hacer un batido o jugo verde todos los días. El estado líquido ayuda a su cuerpo a digerir los nutrientes y también le permite a su hígado absorber lo que necesita para una salud óptima. Considere agregar una taza de espinacas o vegetales de hoja verde a un puñado de otras frutas y vegetales para una alternativa de almuerzo o un "refrigerio" por la tarde.
7. Dos horas antes de acostarse, debe dejar de comer. Su hígado trabaja durante la noche para eliminar las toxinas

de su cuerpo mientras duerme, así que no le dé una sobrecarga justo antes de que comience su trabajo más duro.

8. Permítase descansar todo lo que necesite. El sueño ayuda a su cuerpo a restablecerse y recuperarse, así que asegúrese de darle tiempo mientras se desintoxica. Cuando se enfoca en descansar, su cuerpo puede promover la función ideal de todos sus órganos, incluido su hígado, y apoyar su digestión.

Menú del plan de alimentación y muestra del plan de desintoxicación

Viernes por la tarde

Comience yendo a la tienda de comestibles y comprando los alimentos frescos que necesita para este fin de semana. Coma una cena abundante y saludable con muchos vegetales y aproximadamente tres onzas de proteína magra, preferiblemente pescado como el salmón o el atún. Antes de irse a la cama, prepare un budín de semillas de chía con un puñado de fruta fresca encima para mañana por la mañana. Mientras se acuesta en la cama, beba ocho onzas de agua filtrada con una rodaja de limón fresca o una taza de té de cúrcuma. Asegúrese de acostarse lo suficientemente temprano para que pueda dormir ocho horas.

Sábado temprano por la mañana

Lo primero, cuando se despierte, es beber ocho onzas de agua filtrada con una rodaja de limón fresca o una taza de té verde sin azúcar. Coma su budín de semillas de chía y agregue semillas o nueces en la parte superior, si lo prefiere. Nueces, pistachos, semillas de girasol o semillas de calabaza son buenas opciones.

Estas nueces o semillas ayudarán a agregar fibra a la comida y también lo ayudarán a mantenerse lleno por más tiempo.

Sábado a media mañana

Si comienza a sentir hambre pero es demasiado temprano para el almuerzo, prepare un batido verde o un jugo verde fresco. Asegúrese de incluir una hoja verde frondosa con frutas y vegetales sin edulcorante agregado. Los plátanos y la leche de coco sin azúcar son buenas opciones para agregar un poco de dulzura de forma natural.

Sábado al mediodía

Para el almuerzo, cocine fideos de algas marinas y cubra con vegetales en rodajas en un arco iris de colores. Considere las zanahorias naranjas y moradas, las remolachas, los pimientos, etc. Si necesita proteínas y más alimentos que lo llenen, ase el tempeh para agregarlo a la parte superior de la ensalada. A un lado, corte una manzana orgánica con una cucharada de mantequilla de almendras sin azúcar para mojar.

Sábado por la tarde

Si comienza a sentir hambre después del almuerzo pero es demasiado temprano para la cena, tome un puñado de zanahoria u otra verdura fresca. Un pequeño puñado de nueces, anacardos o almendras son otro buen bocadillo por la tarde. Beba agua de limón durante todo el día, especialmente si tiene hambre pero acaba de comer algo. Lo más probable es que su cuerpo tenga sed, no hambre si esto es lo que siente después de una comida o merienda.

Sábado por la noche

Prepare una comida saludable llena de vegetales y semillas. Considere agregar vegetales frescos a una hoja grande de lechuga de mantequilla untada con mantequilla de almendras sin azúcar y espolvoreada con semillas de girasol. Disfrute de una copa de kombucha orgánica o casera. Antes de acostarse, coloque un paquete de aceite de ricino sobre su hígado y luego disfrute de un baño tibio de sal de Epsom. Acuéstese a la cama en un buen momento para asegurarse de dormir las ocho horas completas.

Domingo temprano por la mañana

Viértase un tazón de muesli sin gluten y sin granos mezclado con almendras sin endulzar o leche de coco. Cúbralo con fruta fresca y semillas, si lo prefiere. Beba una taza de té verde o mezcle arándanos frescos, una rodaja de limón y rodajas de pepino en ocho a diez onzas de agua filtrada para beber.

Domingo al mediodía

Corte en espiral un calabacín para hacer un "zoodles" y mezcle con un pesto fresco hecho con hierbas, aceite de oliva, nueces trituradas y ajo. Sirva con un tazón de sopa fría de aguacate.

Domingo por la tarde

Para un refrigerio, disfrute de una manzana o rábano en rodajas o prepare un hummus casero con frijoles saludables para el hígado y sírvalo con vegetales en rodajas. Llene su tarde con actividad ligera como meditación o yoga o una caminata corta y pausada. Asegúrese de beber mucha agua filtrada con sabor a limón o pepino.

Noche de domingo

Cubra una ensalada grande de hojas verdes con 1/3 taza de tempeh, pollo asado o frijoles y un vinagre balsámico y aderezo de aceite de oliva. En su licuadora, agregue una taza de espinacas con arándanos, piña y un plátano para hacer un sabroso batido verde para beber. Antes de acostarse, coloque otro paquete de aceite de ricino sobre su hígado y tome otro baño de sal de Epsom, si lo desea. Asegúrese de irse a la cama a una hora decente para que pueda dormir nuevamente las ocho horas completas.

Lunes desde la mañana hasta la noche

Continúe con un desayuno de desintoxicación modificado para no sorprender a su cuerpo con alimentos viejos y poco saludables. En cambio, disfrute de ½ aguacate rebanado sobre huevos revueltos u otro budín de semillas de chía con nueces, semillas y fruta fresca. Beba ocho onzas de agua con una rodaja de limón o una taza de té verde antes de tomar un café. Intente seguir comiendo muchas frutas y vegetales durante todo el día y no tome alcohol esa noche.

Una desintoxicación del hígado las 24 horas

Si no está interesado o no puede hacer una desintoxicación de fin de semana, considere hacer una limpieza de 24 horas. La semana previa al día de su limpieza, asegúrese de comer muchos de los siguientes alimentos:

- apio
- remolachas
- espárragos
- cítricos
- coles de Bruselas
- brócoli
- coliflor
- lechuga
- repollo
- kale

Evite el alcohol y los alimentos procesados antes del día de su limpieza también. El día de su limpieza, tome 72 onzas del siguiente líquido para beber durante todo el día. Además, asegúrese de beber al menos 72 onzas de agua.

Bebida de desintoxicación las 24 horas

Ingredientes:

- jugo de arándano
- nuez moscada
- raíz de jengibre
- canela
- zumo de naranja fresca de 3 naranjas
- 3 limones

Direcciones:

1. En un recipiente grande, mezcle tres partes de agua con una parte de jugo de arándano.
2. En una cacerola grande, ¼ cucharadita de raíz de jengibre rallada, ¼ cucharadita de nuez moscada y ½ cucharadita de canela en cuatro tazas de agua. Cocine a fuego lento durante 20 minutos.
3. Deje que la canela, el jengibre y el líquido de nuez moscada se enfríen a temperatura ambiente.
4. Exprima las naranjas y los limones en el líquido y revuelva para combinar.
5. Combine el líquido infundido con el jugo de arándano y revuelva bien.

Recetas fáciles de sopa de desintoxicación

Broccoli Soup

Ingredientes:

- Aceite de coco, 1 cucharadita.
- Floretes de brócoli, 2 tazas
- Tallos de apio picados, 2
- Chirivía, pelada y picada, 1
- Dientes de ajo picados, 2
- Zanahoria, pelada y picada, 1
- Cebolla picada, 1
- Caldo de vegetales bajo en sodio, 2 tazas
- Espinacas, 2 tazas
- Limón, jugo, ½
- Semillas de chía, 1 cucharada.
- Sal marina, ½ cucharadita.
- Mezcla de nueces y semillas, tostadas, si se prefiere.

Instrucciones:

1. En una olla grande, caliente el aceite a fuego lento. Combine el brócoli, el apio, las chirivías, las zanahorias, el ajo y la cebolla y cocine por cinco minutos. Revuelva a menudo.
2. Vierta el caldo y hierva. Cubra con una tapa y baje a fuego lento. Cocine a fuego lento durante 7 minutos o hasta que los vegetales estén cocidos pero no demasiado suaves.
3. Mezcle las espinacas y luego vierta la mezcla en una licuadora. Agregue las semillas de limón y chía. Licúe hasta que quede cremoso.
4. Agregue sal como prefiera y sirva con nueces y semillas calientes y tostadas, si lo desea.

Sopa de remolacha

Ingredientes:

- Remolachas, medianas, en cubos, 3
- Aceite de coco, 1 cucharadita.
- Zanahorias, cortadas en cubitos, 2
- Puerro, pequeño, cortado en cubitos, 1
- Dientes de ajo picados, 1
- Cebolla, cortada en cubitos, 1
- Caldo de vegetales, tibio, 2 tazas
- Sal marina, ¼ cucharadita.
- Semillas de chía, calabaza y girasol, si se prefiere.

Instrucciones:

1. En una olla grande, coloque las remolachas adentro y cúbralas con agua. Lleve a ebullición y luego baje el fuego. Cocine a fuego lento sin tapar durante 30 minutos o hasta que las remolachas estén tiernas.
2. Drene las remolachas del agua y deje que se enfríe.
3. En una sartén grande, caliente el aceite a fuego lento. Combine la zanahoria, el puerro, el ajo y la cebolla y cocine por siete minutos. Coloque los vegetales en un plato para enfriar.
4. En la licuadora, combine la remolacha, los vegetales y el caldo tibio. Mezcle hasta que esté suave.
5. Agregue sal como prefiera y sirva con nueces y semillas calientes y tostadas, si lo desea.

Conclusión

Gracias por llegar hasta el final de la Dieta del hígado graso - Guía sobre cómo terminar con la enfermedad del hígado graso, esperemos que sea informativo y capaz de proporcionarle todas las herramientas que necesita para lograr sus objetivos, sean cuales sean.

El siguiente paso para prevenir o curar la enfermedad del hígado graso es romper su calendario y decidir cuándo comenzará su dieta saludable para el hígado. Si no está seguro de cómo le irá haciendo una dieta que le cambie la vida, comience con la desintoxicación de 24 horas. Elija algunos de los ingredientes y elija un día para concentrarse en su hígado. Si se siente listo para más desafíos, bloquee un fin de semana para la dieta de 2 ½ días. Independientemente de lo que decida, solo asegúrese de decidir enfocarse en mejorar su función hepática y curar la enfermedad del hígado graso.

Después de saber cuándo va a hacer su desintoxicación, continúe concentrándose en la salud de su hígado. Continúe mejorando su salud nutriendo su cuerpo a través de comidas saludables. Revise los alimentos que respaldan el hígado enumerados a lo largo de este libro y abastezca su refrigerador y despensa con cosas que pueda integrar y agarrar cuando lo necesite. Haga que sea más fácil para usted tener siempre estos alimentos a mano y algunas recetas en las que puede confiar cuando está en apuros. Pruebe las recetas en el último Capítulo, pero elabore algunas propias según sus preferencias alimenticias.

El plan de dieta en el último Capítulo está diseñado para brindarle opciones rápidas y fáciles para ayudarlo a curar la enfermedad del hígado graso y mantener su hígado sano. Las desintoxicaciones del hígado aquí se centran en proporcionar a su cuerpo los nutrientes que necesita, así como en apoyar la salud del hígado. Como ha aprendido, este no es un libro sobre cómo perder peso mientras hace una desintoxicación del hígado poco saludable (e ineficiente). Se trata de apoyar su salud y su hígado curando la enfermedad del hígado graso. Si tiene problemas con la enfermedad del hígado graso u otro problema hepático, es importante que realice los cambios sugeridos en su dieta, no solo cuando esté completando una desintoxicación del hígado, sino con la mayor frecuencia posible. Siga su dieta de hígado graso y disfrute de los beneficios de una persona más sana y feliz.